Die Heilkraft der Bienen

Rosemarie Bort

Die Heilkraft der Bienen

Gesund mit Apitherapie

Gesamtherstellung
einhorn-Verlag+Druck GmbH

Projektleitung
Johannes Paus, einhorn-Verlag

Bilder
Elias Blumenzwerg: Umschlagbild, S. 14–15, 16–17, 19, 48, 49, 52, 53, 55, 56

Rosemarie Bort: Hintergrundbild S. 24, 26, 36, 43, kleine Bilder S. 26 (2), 27, 28 (2), 30, 32, 33, 35, 37, 38, 39 (3), 40, 41, 42 (3), 45, 63

Axel Pflug: Hintergrundbilder S. 8–9, 27, 42, 45

Shutterstock: Alessandro Cristiano: S. 18, Tatiana Goskova: S. 20–21, Brent Hofacker: S. 22–23, Thomas Francois: S. 46

Redaktion
Birgit Markert, einhorn-Verlag

Gestaltung und Satz
Jens Giese, einhorn-Verlag

ISBN 978-3-95747-096-6

2. Auflage, Juni 2024
Printed in Germany

www.einhornverlag.de

Bienengold

Was bisher keinem Alchemisten gelang,
die Bienen können es schon lang:
Sie haben Sonne und Blüten genommen
und daraus edle Schätze gewonnen.

Den Nektar von vielen Blütentagen
fleißige Bienen zusammentragen.
Im Bienenstock zu flüssigem Gold gemacht,
der Imker erntet die edle Tracht.

Auch all die andren guten Sachen,
die uns gesund und munter machen,
Pollen, Propolis und Gelée Royale,
sie tun so gut - und sind phänomenal.

Die Heilkraft ist wirklich legendär!
Was wär der Mensch, wenn die Biene nicht wär?
Die Bienen und ein Land voller Blüten -
helft alle mit, sie zu behüten!

Rosemarie Bort

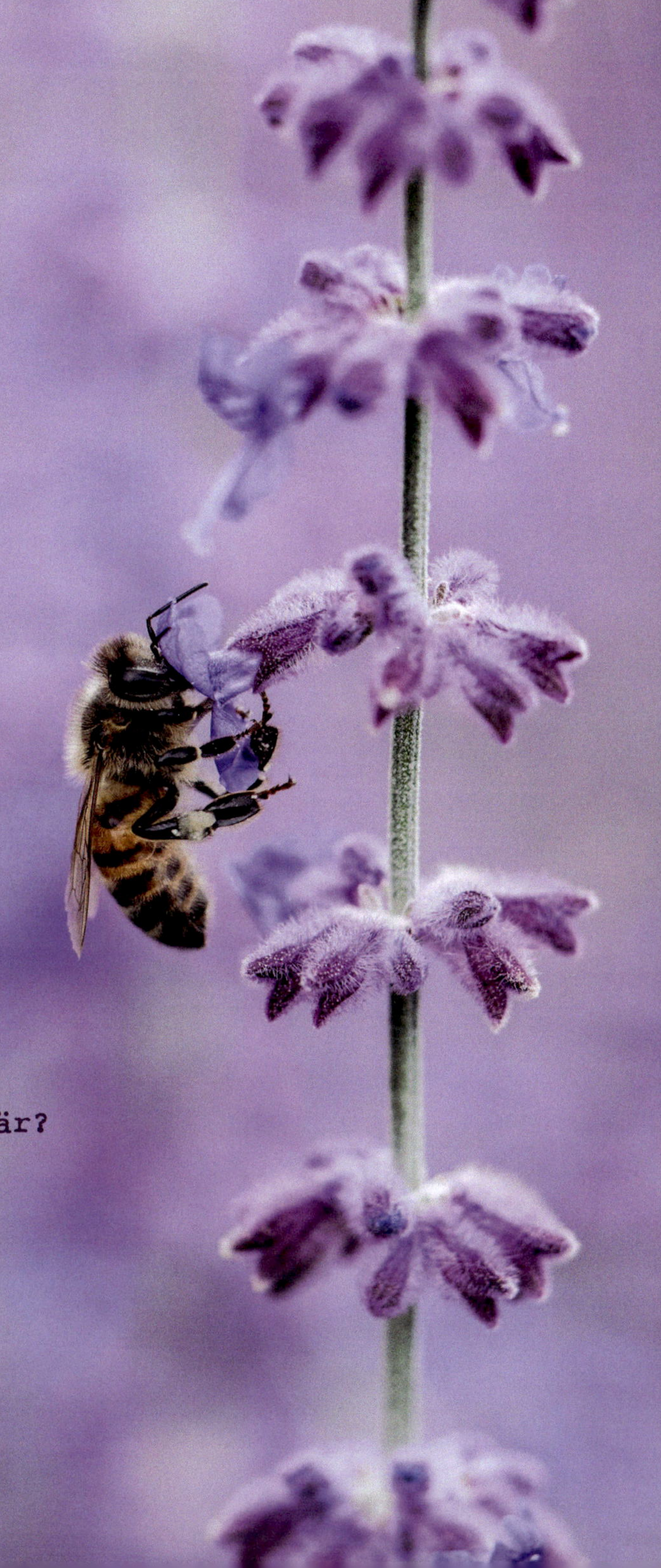

Inhalt

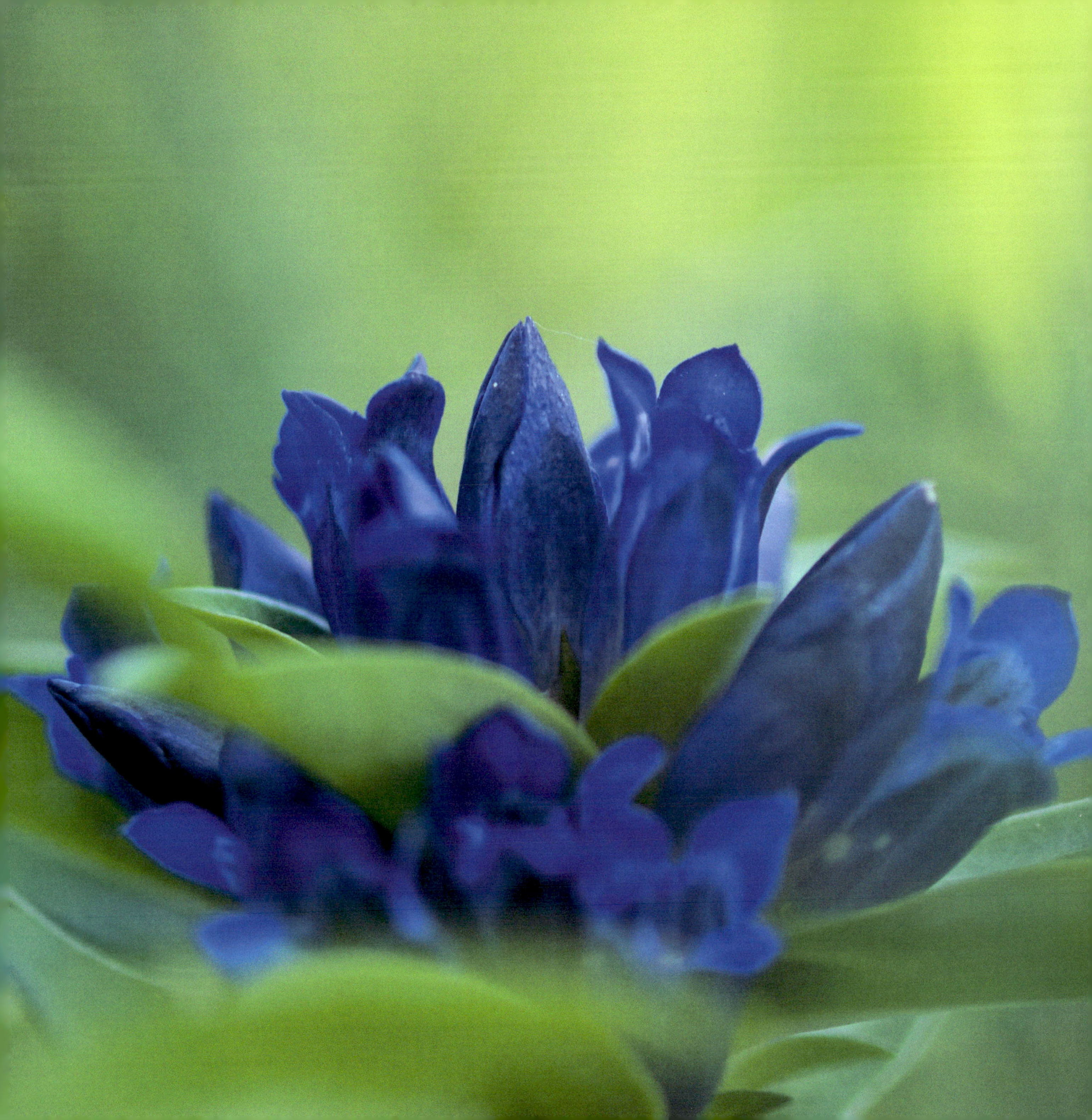

Vorwort

Eng ist die Beziehung zwischen Mensch und Biene. Sie ist in allen großen Kulturkreisen der Menschheitsgeschichte dokumentiert. Die Biene ist ein äußerst sensibler Indikator für vielfältige Wechselwirkungen zwischen Mensch und Natur. Die große Herausforderung für uns Menschen besteht darin, diese Beziehung wieder in Einklang zu bringen.

Seit Jahrtausenden kennen und nutzen die Menschen die nahrhaften und gesundheitsfördernden Eigenschaften der Bienenerzeugnisse. Heilkundige Sumerer, Griechen, Römer, Chinesen und Ägypter setzten sie bei vielerlei Erkrankungen und in der Wundheilung ein. Schon vor mehr als 3000 Jahren wurde auf Tontafeln, Papyrus und später in Büchern dokumentiert, dass Rheuma, Gicht, Arthrose, Augenleiden, Magen-Darm-Erkrankungen, Gallensteine und Wunden mit Bienenerzeugnissen sehr erfolgreich behandelt werden können.

Gesundheitsvorsorge und Eigenverantwortung sind zwei Voraussetzungen für das Wohlbefinden bis ins hohe Alter und ein Leben in Freiheit und Selbstbestimmung. Dazu bieten die Bienenerzeugnisse hervorragende natürliche und ganzheitliche Unterstützung. In dieser Publikation finden Sie viele wertvolle Informationen zu ihrer heilkundlichen Anwendung (Apitherapie), die Ihnen und Ihrer Familie helfen, gesund und vital zu bleiben oder zu werden.

Weitere aktuelle Informationen zu Vorträgen und Workshops sowie zur Ausbildung in Apitherapie finden Sie auf meiner Webseite. (www.mediapis.de).

Rosemarie Bort

Die Bienenapotheke

Im Bienenstock wuseln zigtausend Mitarbeiterinnen geschäftig herum. Was auf den ersten Blick wie ein heilloses Durcheinander wirkt, ist ein durchorganisierter Superorganismus. Alle Mitglieder des Staates, ob Königin, Arbeiterinnen oder Drohnen, verfolgen das gleiche Ziel: das Überleben des Volkes und seiner Nachkommen zu sichern.

Die alte Bezeichnung »der Bien« für ein Bienenvolk stammt aus einer Zeit, in der man vermutete, ein männliches Wesen regiere den wohl organisierten Staat. Die Begriffe »Superorganismus Bienenstaat« und »Schwarmintelligenz« sind entstanden, als mit moderner Überwachungstechnik immer mehr erforscht wurde, wie diese perfekt organisierte Lebensgemeinschaft, bestehend aus vielen Einzelindividuen, funktioniert. Im Bienenstaat regiert eine Königin über viele tausend Arbeiterinnen – ein starkes, gesundes Volk hat 50–60000 Arbeitsbienen und im Sommer einige hundert Drohnen. Die Königin ist für die Reproduktion zuständig und steuert mit ihren Pheromonen das Verhalten ihrer Untergebenen. Die Arbeiterinnen erledigen alle weiteren Aufgaben, damit der Bienenstaat funktioniert. Dazu gehören Brutpflege, Wabenbau, Reinigung, Verteidigung, Sammeln und Verarbeitung von Nahrung und Vorratshaltung.

Ihr emsiges Tun und Schaffen ist für die Natur überaus wichtig, denn mit ihrer Sammeltätigkeit leisten sie wertvolle Bestäubungsarbeit, die den

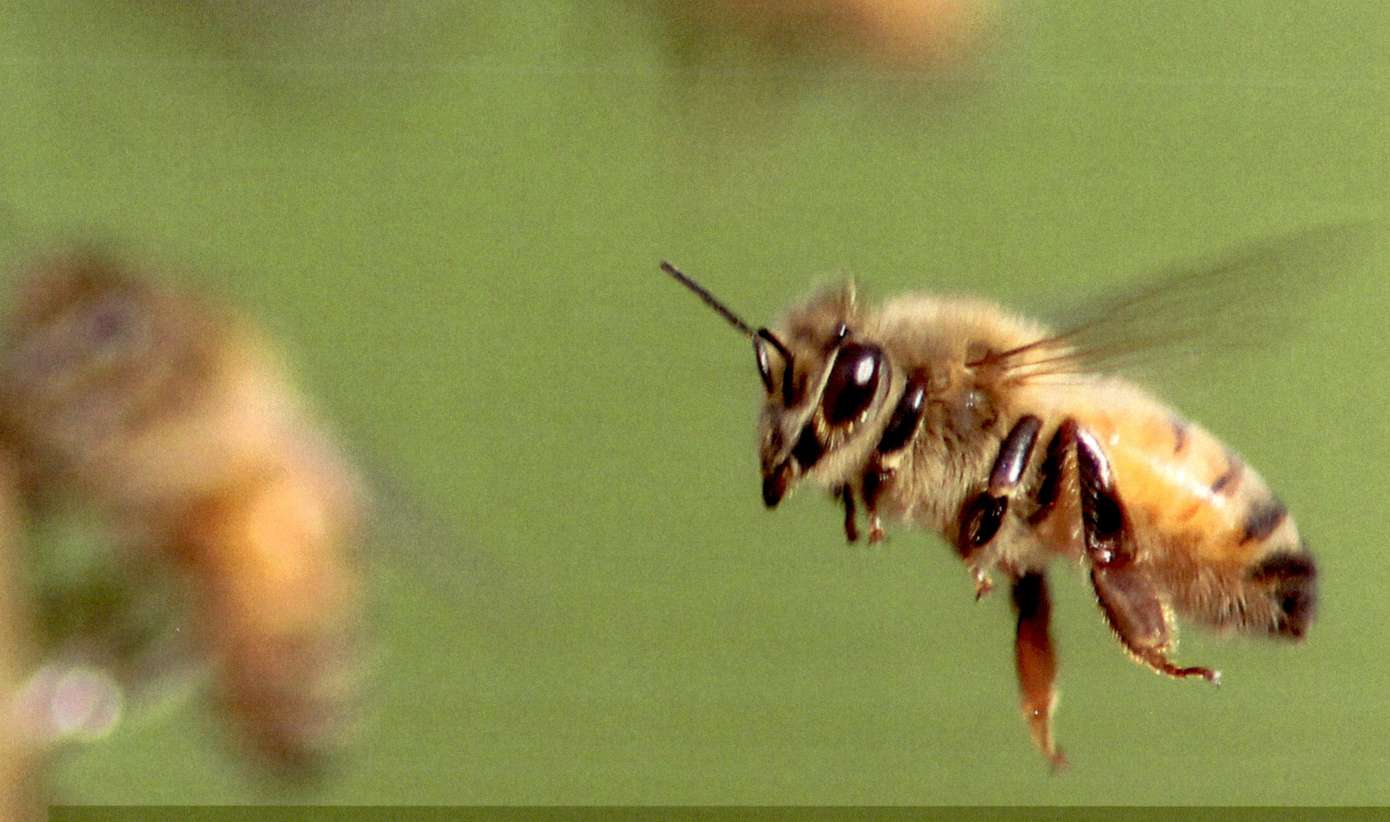

Pflanzen zur Samenbildung und damit zur Vermehrung verhilft. Der Mensch profitiert in Form einer reichen Obst- und Gemüseernte vom Bestäuben der Bienen. Bei Sonnenblumen, Raps und Lein steigen die Erträge, wenn Bienen am Werk waren. Zahlreiche Kräuter und Blütenpflanzen sind auf die Bestäubung durch Bienen (einschließlich Wildbienen) angewiesen. Die Bienen tragen so wesentlich zum Erhalt der Biodiversität bei.

Für uns Menschen ist die Arbeit der Biene von unschätzbarem Wert. Honigbienen liefern hochwertige Nahrungsmittel und Produkte für die Gesundheitsvorsorge. Sie sind meines Erachtens die wichtigsten Nutztiere und für unsere Ernährung sowie unsere Gesundheit von existenzieller Bedeutung. Elf Grunderzeugnisse, die bei der Arbeit der Bienen anfallen, können wir heilkundlich anwenden: Honig, Pollen, Bienenbrot, Propolis, Bienenwachs, Gelée Royale, Bienengift, Bienen, Bienenstockluft, Drohnenlarven und Wachsmotten. Produkte, die aus diesen Rohstoffen hergestellt werden, bieten eine Vielzahl an Möglichkeiten für eine ganzheitliche Naturmedizin. Das Netzwerk Apitherapie setzt sich dafür ein, dass die medizinische Verwendung der Bienenerzeugnisse den hohen Stellenwert bekommt, der dieser heilkundlichen Fachrichtung gebührt.

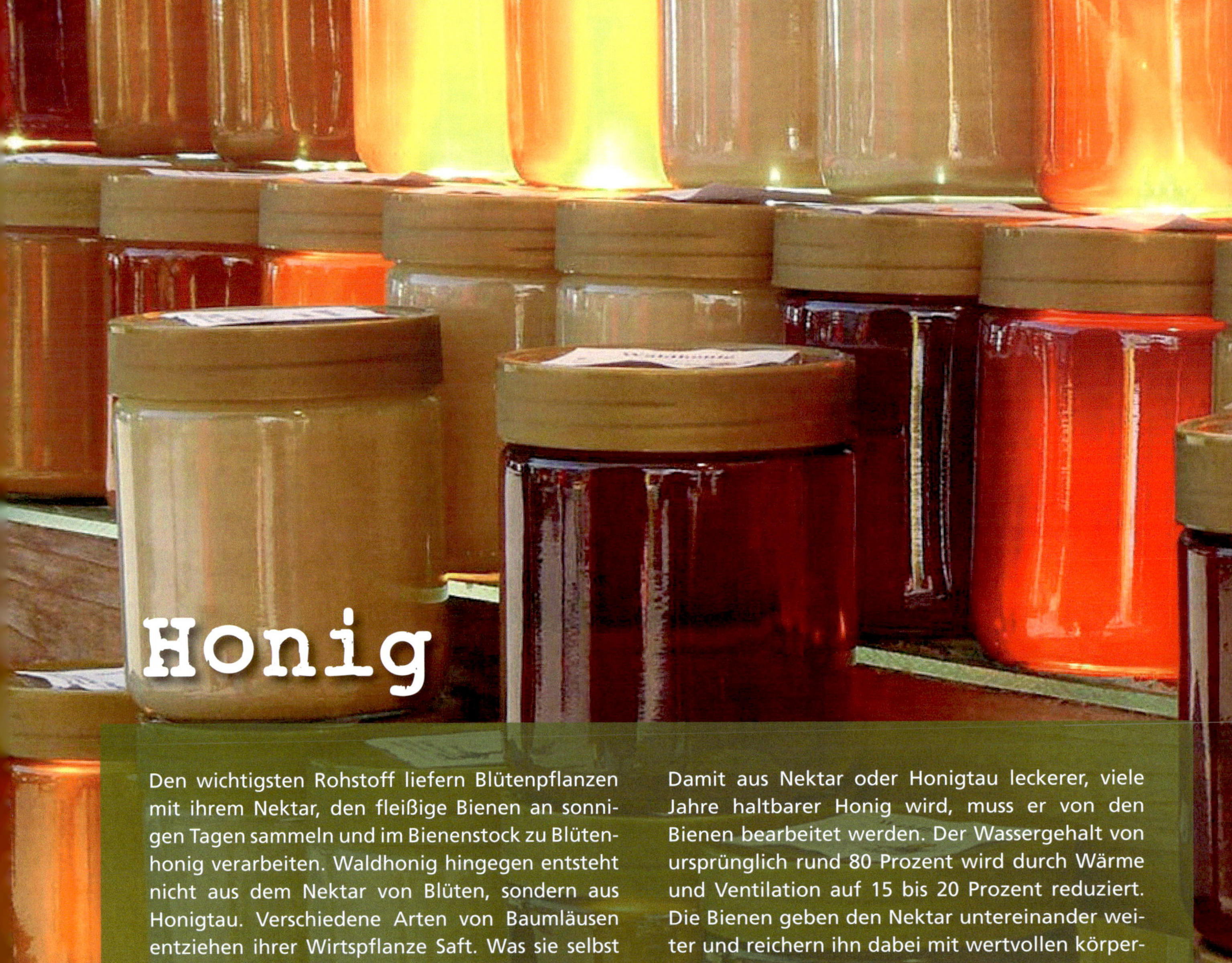

Honig

Den wichtigsten Rohstoff liefern Blütenpflanzen mit ihrem Nektar, den fleißige Bienen an sonnigen Tagen sammeln und im Bienenstock zu Blütenhonig verarbeiten. Waldhonig hingegen entsteht nicht aus dem Nektar von Blüten, sondern aus Honigtau. Verschiedene Arten von Baumläusen entziehen ihrer Wirtspflanze Saft. Was sie selbst nicht für ihre Ernährung benötigen, wird ausgeschieden. Der Imker nennt diese Flüssigkeit Siebröhrensaft oder Honigtau. Diesen klebrigen, mineralstoffreichen Saft sammeln die Bienen und machen daraus den Honigtauhonig, der überwiegend als Wald- oder Tannenhonig angeboten wird.

Damit aus Nektar oder Honigtau leckerer, viele Jahre haltbarer Honig wird, muss er von den Bienen bearbeitet werden. Der Wassergehalt von ursprünglich rund 80 Prozent wird durch Wärme und Ventilation auf 15 bis 20 Prozent reduziert. Die Bienen geben den Nektar untereinander weiter und reichern ihn dabei mit wertvollen körpereigenen Enzymen an. Der so entstandene Honig wird in den Waben eingelagert und mit einem Deckel aus Wachs vor Unwelteinflüssen geschützt. Dies ist das Zeichen für den Imker, dass der Honig geerntet werden kann.

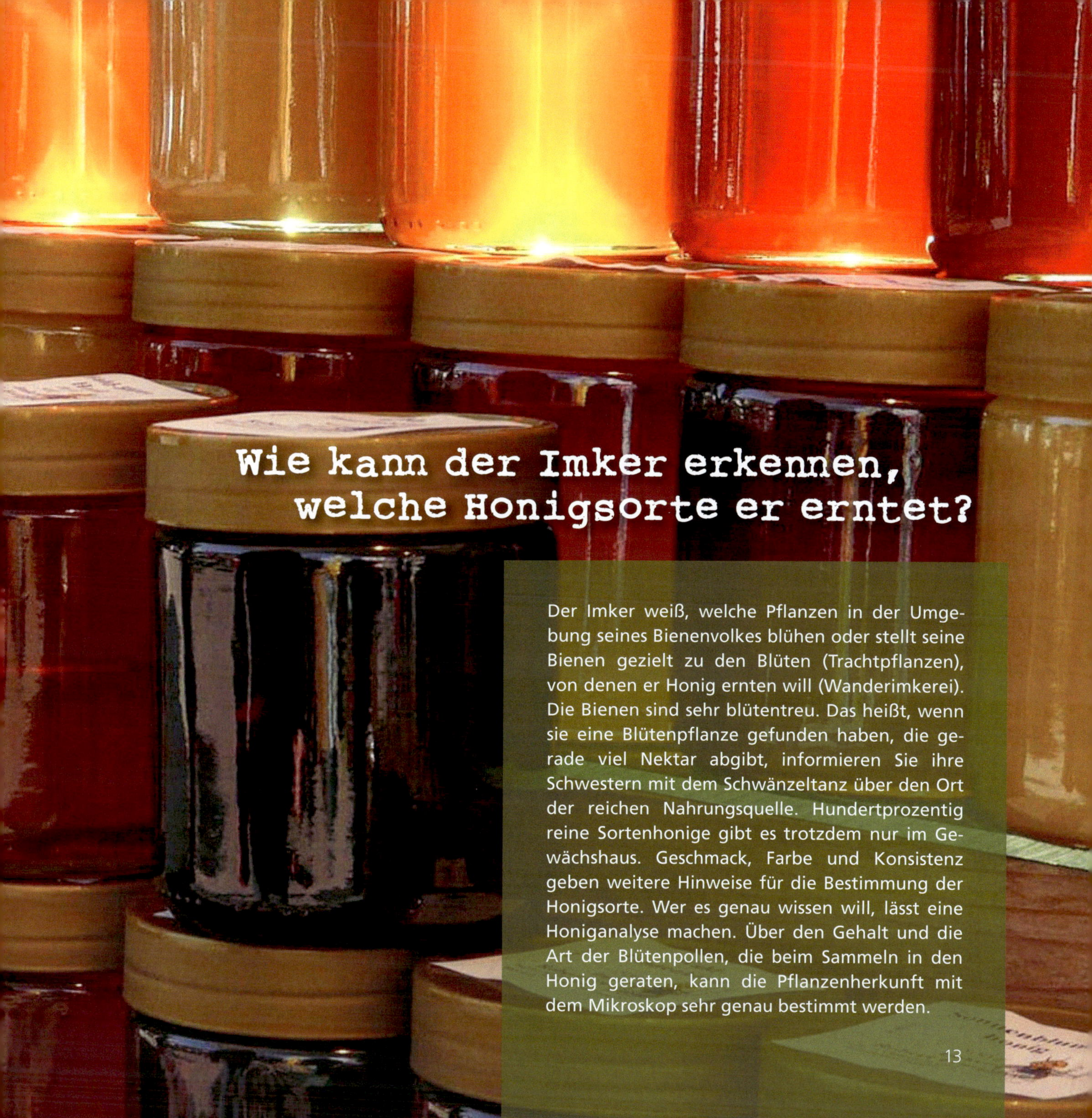

Wie kann der Imker erkennen, welche Honigsorte er erntet?

Der Imker weiß, welche Pflanzen in der Umgebung seines Bienenvolkes blühen oder stellt seine Bienen gezielt zu den Blüten (Trachtpflanzen), von denen er Honig ernten will (Wanderimkerei). Die Bienen sind sehr blütentreu. Das heißt, wenn sie eine Blütenpflanze gefunden haben, die gerade viel Nektar abgibt, informieren Sie ihre Schwestern mit dem Schwänzeltanz über den Ort der reichen Nahrungsquelle. Hundertprozentig reine Sortenhonige gibt es trotzdem nur im Gewächshaus. Geschmack, Farbe und Konsistenz geben weitere Hinweise für die Bestimmung der Honigsorte. Wer es genau wissen will, lässt eine Honiganalyse machen. Über den Gehalt und die Art der Blütenpollen, die beim Sammeln in den Honig geraten, kann die Pflanzenherkunft mit dem Mikroskop sehr genau bestimmt werden.

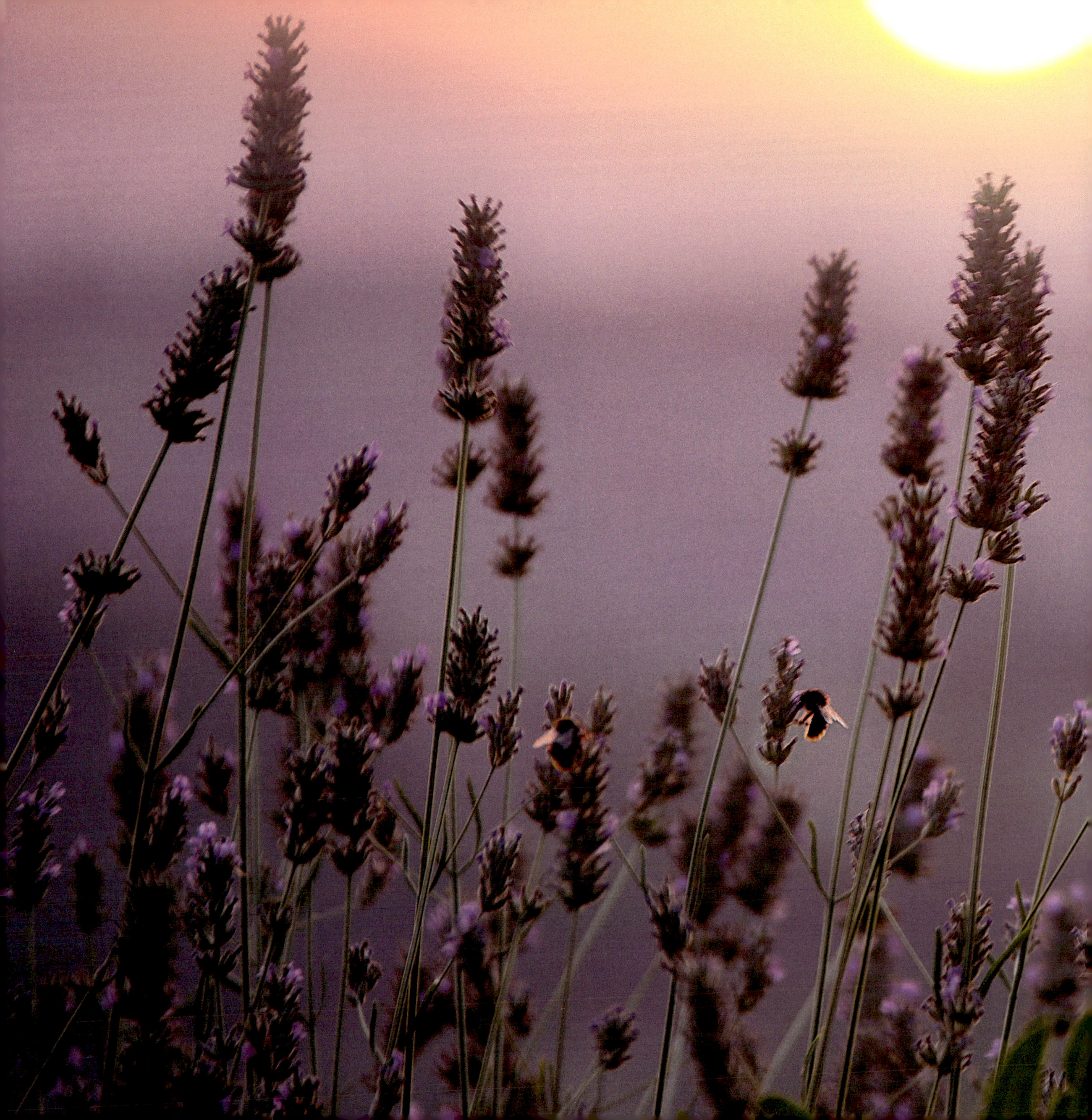

Was Sie über Honig wissen sollten

Honig richtig aufbewahren

Honig, wie die Bienen ihn liefern, ist vollkommen und bedarf keiner weiteren Veredelung. Durch unsachgemäßen Umgang können jedoch wertvolle Inhaltsstoffe verloren gehen. Es gilt daher, den Honig vor Licht, Wärme, Feuchtigkeit und Umgebungsgerüchen zu schützen. Dazu eignen sich besonders dunkle, dicht geschlossene Gläser. Ideal, aber teuer, ist Violettglas. Lagertemperaturen unter 15 °C sind nur für eine Lagerung über viele Monate oder gar Jahre wichtig.

Der Honig, den Sie auf den Frühstückstisch stellen, sollte nicht aus dem Kühlschrank kommen. Bei Zimmertemperatur entfaltet er sein Aroma intensiver. Stellen sie ihn in einen dunklen Schrank, wenn er nicht gebraucht wird.

Jeder naturbelassene Honig kristallisiert nach einiger Zeit. Die Zuckerzusammensetzung und die Umgebungstemperatur sind die entscheidenden Faktoren dafür, wie schnell das geschieht und wie fein oder grob die Kristalle ausfallen. Bei der Verarbeitung von Honig gibt es verschiedene Möglichkeiten, auf diesen Prozess Einfluss zu nehmen. Die meisten Imker rühren den Honig nach dem Schleudern. Dadurch wird die Kristallisation unterbrochen und es entsteht eine feincremige Konsistenz.

Eine andere Möglichkeit, diesen Prozess zu beeinflussen, ist die thermische Bearbeitung von Honig. Dazu wird sowohl Kühlung als auch Erhitzung angewendet. In manchen Ländern, allen voran Kanada, wird der Honig pasteurisiert. Erhitzung zerstört jedoch die wärmeempfindlichen Enzyme im Honig sowie die Hefepilze, die im Honig natürlicherweise vorkommen. Wenn der Honig zu viel Wasser enthält, können die Hefepilze eine Gärung verursachen. Sie bemerken es, wenn der Deckel sich hebt, der Honig säuerlich riecht und es so aussieht, als wolle er überschäumen. Mit der Erhitzung werden diese Pilze abgetötet, und der Honig ist trotz höherem Wassergehalt haltbar. Wenn man es gleich bemerkt, kann man solchen Honig meistens noch zum Backen und Kochen benutzen.

Um Honig, der bereits kristallisiert ist, wieder weich oder flüssig zu machen, nutzen Sie bitte das Wasserbad mit einer Temperatur zwischen 35 und 40 °C. Meiden Sie die Mikrowelle, sie hat auf Honig – wie auf alle Lebensmittel – einen ungünstigen Einfluss.

Inhaltsstoffe des Honigs

Flavonoide

Enzyme

Aminosäuren

Kohlenhydrate (80 %)

Hormone

Organische Säuren

Wasser (15–20 %)

Mineralstoffe (bis 1 %)

Aromastoffe

Inhibine

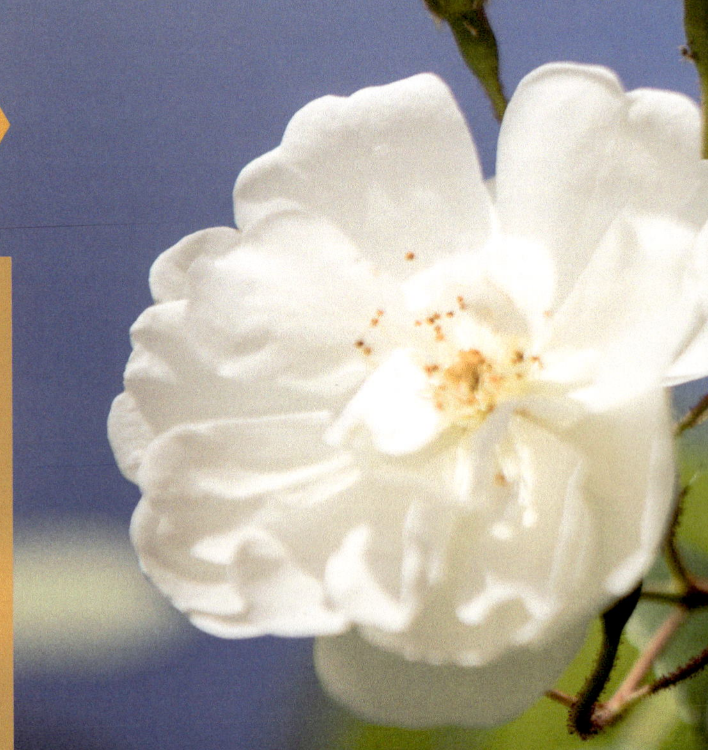

Je nach Honigsorte variieren die Inhaltsstoffe. Der Wassergehalt und die Zusammensetzung der verschiedenen Zuckerarten geben die Konsistenz. Die organischen Säuren und die Aromastoffe beeinflussen den Geschmack. Der Mineralstoffgehalt ist abhängig von den Trachtpflanzen und dem Boden, auf dem die Pflanzen wachsen. Der Anteil an Blütenpollen bestimmt den Gehalt der Aminosäuren und Pflanzenfarbstoffen, den Flavonoiden.

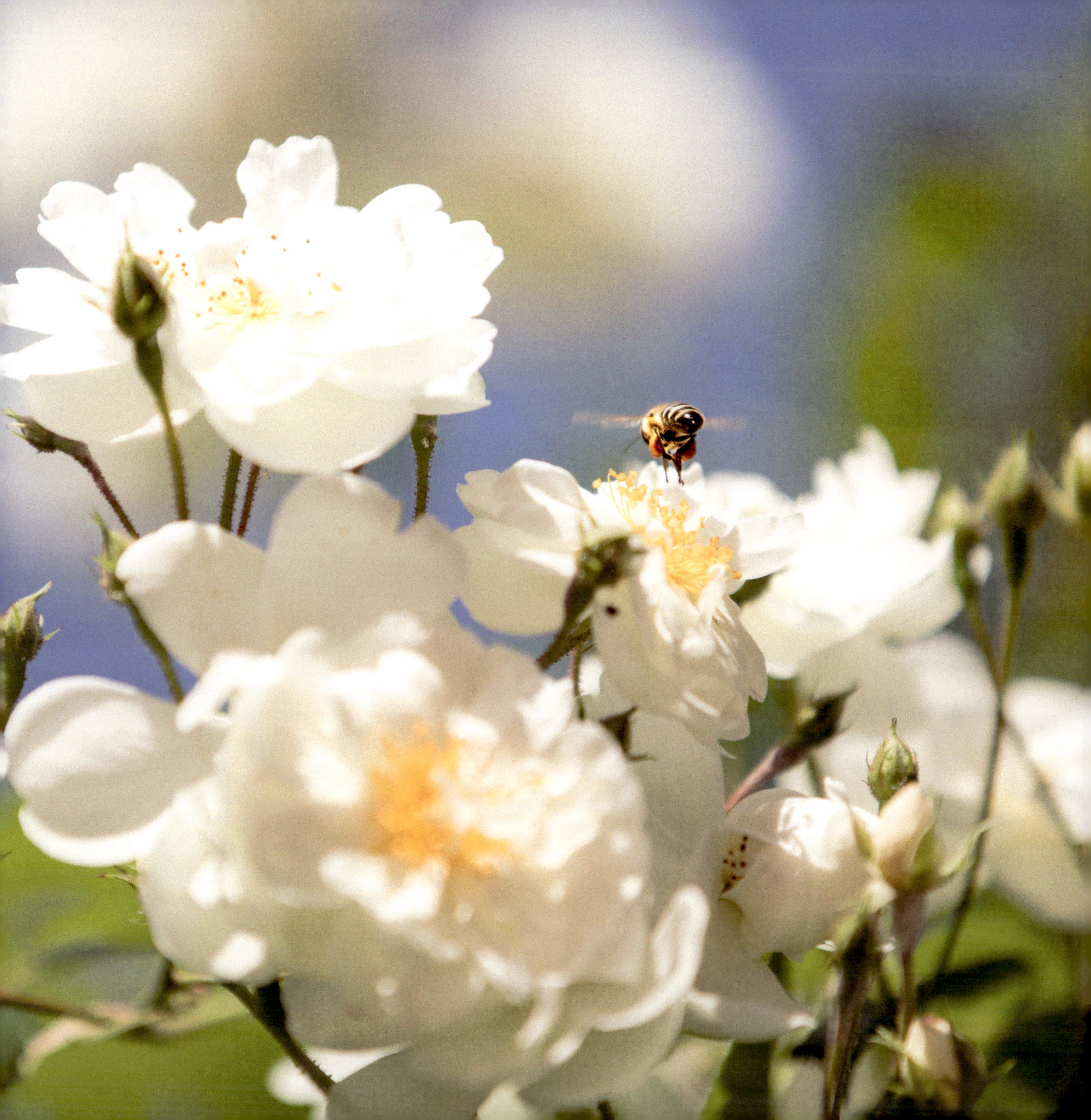

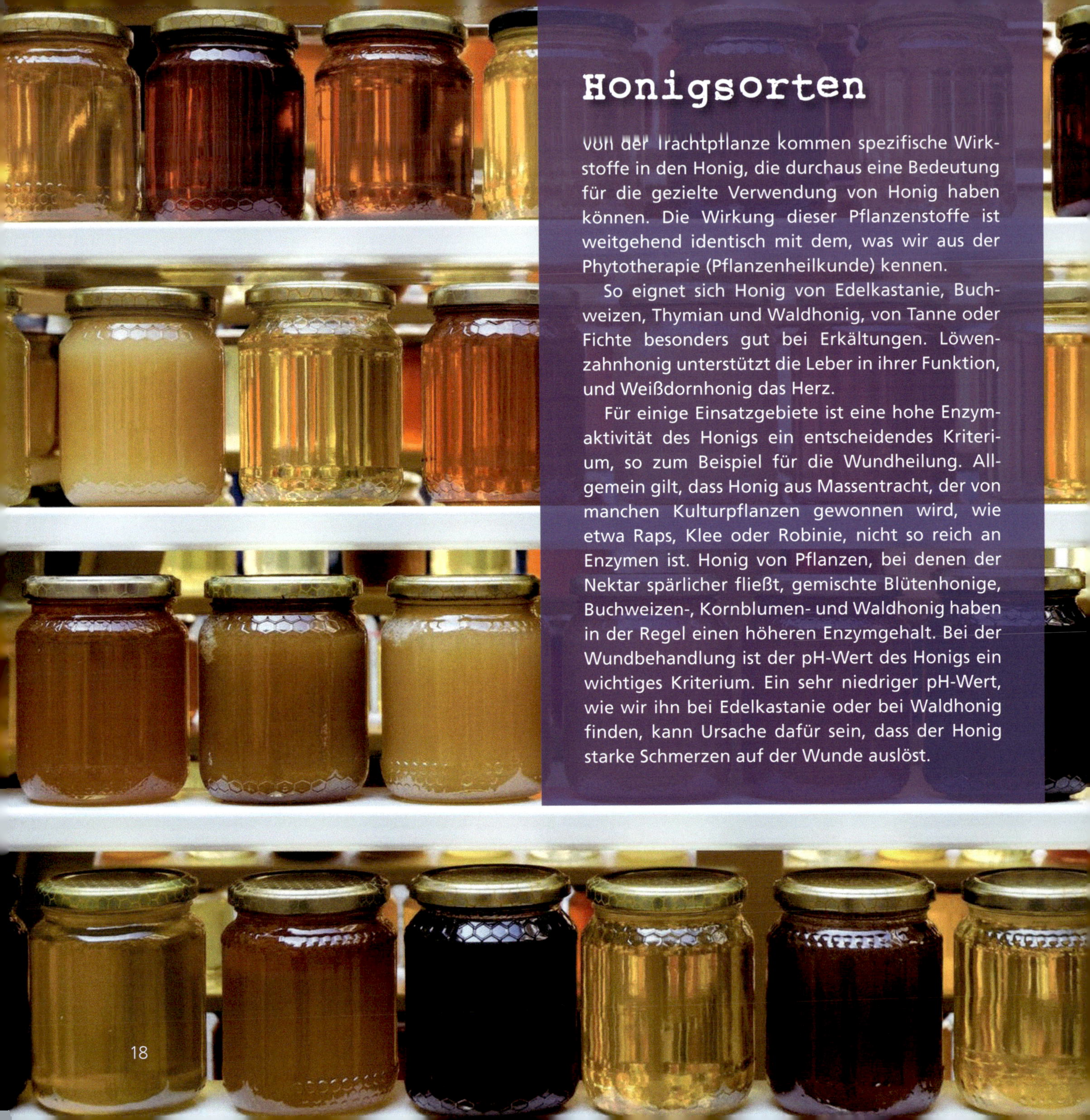

Honigsorten

Von der Trachtpflanze kommen spezifische Wirkstoffe in den Honig, die durchaus eine Bedeutung für die gezielte Verwendung von Honig haben können. Die Wirkung dieser Pflanzenstoffe ist weitgehend identisch mit dem, was wir aus der Phytotherapie (Pflanzenheilkunde) kennen.

So eignet sich Honig von Edelkastanie, Buchweizen, Thymian und Waldhonig, von Tanne oder Fichte besonders gut bei Erkältungen. Löwenzahnhonig unterstützt die Leber in ihrer Funktion, und Weißdornhonig das Herz.

Für einige Einsatzgebiete ist eine hohe Enzymaktivität des Honigs ein entscheidendes Kriterium, so zum Beispiel für die Wundheilung. Allgemein gilt, dass Honig aus Massentracht, der von manchen Kulturpflanzen gewonnen wird, wie etwa Raps, Klee oder Robinie, nicht so reich an Enzymen ist. Honig von Pflanzen, bei denen der Nektar spärlicher fließt, gemischte Blütenhonige, Buchweizen-, Kornblumen- und Waldhonig haben in der Regel einen höheren Enzymgehalt. Bei der Wundbehandlung ist der pH-Wert des Honigs ein wichtiges Kriterium. Ein sehr niedriger pH-Wert, wie wir ihn bei Edelkastanie oder bei Waldhonig finden, kann Ursache dafür sein, dass der Honig starke Schmerzen auf der Wunde auslöst.

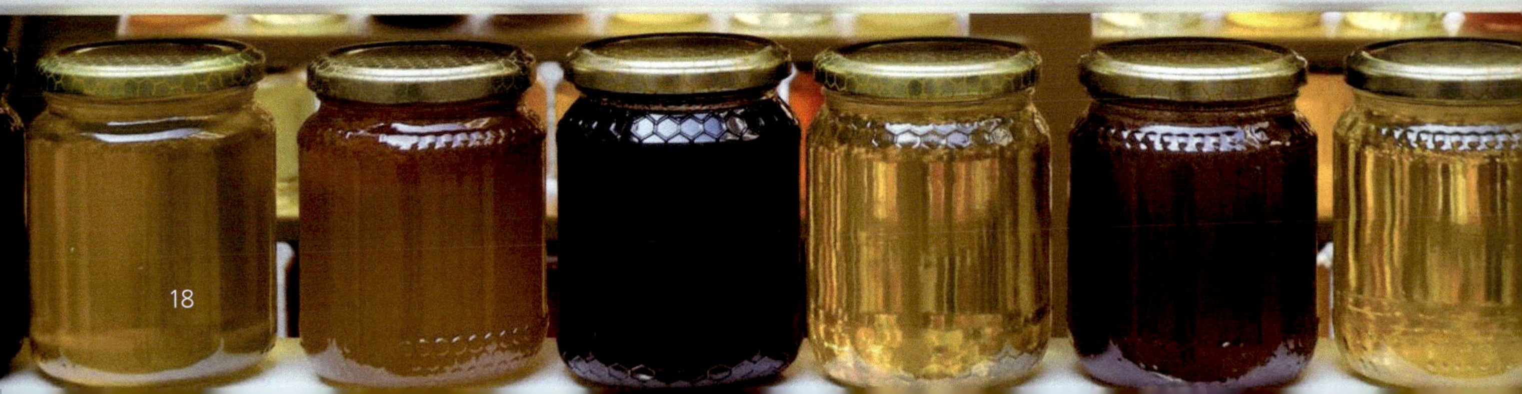

Arten der Honigverarbeitung

Entsprechend der Verarbeitung erhält der Honig verschiedene Bezeichnungen. Früher konnte man auf den Gläsern »kaltgeschleudert« lesen. Diese Bezeichnung ist nicht mehr zulässig, weil Honig nicht wirklich kalt geschleudert werden kann. Mit dieser Bezeichnung sollte ausgedrückt werden, dass der Honig nicht erhitzt wurde.

Die ideale Temperatur beim Schleudern liegt bei rund 25 °C, weil der Honig bei niedrigeren Temperaturen zu zäh wird. Presshonig wird, wie der Name schon sagt, aus den Waben gepresst. Diese Art der Honiggewinnung wird bei Sorten angewendet, die bereits in den Waben kristallisieren, zum Beispiel Heidehonig oder bei einer speziellen Variante des Waldhonigs, dem Melezitosehonig oder Zementhonig, wie ihn der Imker nennt.

Tropfhonig lässt man aus den Waben tropfen. Dies ist eine besonders schonende Art der Honiggewinnung, die Ausbeute ist allerdings auch geringer. Meist sind es Demeter- oder andere Bioimkereien, die diese Art der Honiggewinnung wählen. Die Preise dafür variieren sehr stark. In den letzten Jahren wird bei uns zunehmend Wabenhonig nachgefragt und auch angeboten. Der Kunde erhält den Honig mit dem Wachs, so wie die Bienen ihn einlagern. Dies ist die natürlichste Form, Honig zu essen.

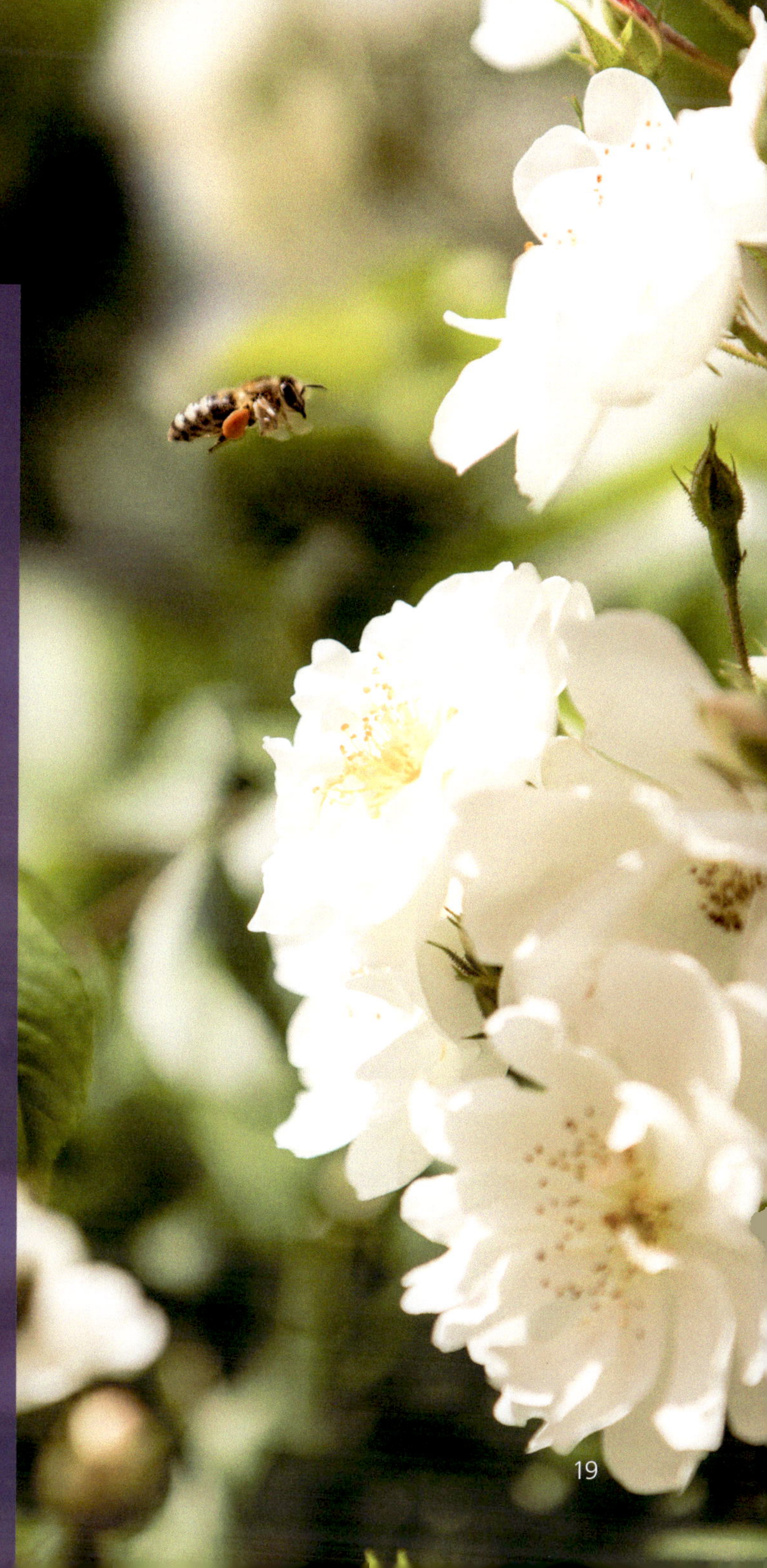

Honig – süsse Medizin

Zunächst ist Honig ein gesundes Nahrungsmittel. Seine Zuckerzusammensetzung macht ihn zu einem idealen Energiespender, der schnell und anhaltend wirkt.

Der glykämische Index (GI) wird ermittelt aus dem Blutzuckeranstieg und der Insulinausschüttung der Bauchspeicheldrüse nach der Aufnahme von Kohlenhydraten. Er ist bei Honig wesentlich günstiger als bei Zucker und anderen schnell resorbierbaren Kohlenhydraten. Die im Honig enthaltenen Enzyme, Hormone, organischen Säuren usw. unterstützen unseren Stoffwechsel in vielfältiger Weise. Trotzdem sollte Honig in der Broteinheit- oder Kohlenhydratberechnung bei Diabetes mellitus berücksichtigt werden.

Die antibakterielle Eigenschaft von Honig kommt vor allem bei der lokalen Einwirkung von Honig zustande. Wesentlicher Faktor bei dieser Wirkung ist der hohe Zuckergehalt und das Enzym Glukoseoxydase. Dieses sehr licht- und wärmeempfindliche Enzym reagiert in Verbindung mit Wasser und Sauerstoff zu Wasserstoffperoxyd. Es entfaltet damit zusätzlich ein antibakterielles Milieu. Weitere Wirkungen kommen von Enzymen und Flavonoiden im Honig.

Aufgrund seiner entzündungshemmenden Eigenschaften ist Honig ein bewährtes und beliebtes Hausmittel für allerlei Beschwerden, die mit Entzündungsreaktionen einhergehen. Entzündungen im Mund, Hals und Rachen können damit gut behandelt werden. Frühzeitig eingenommen kann Honig eine schwere bakterielle Infektion verhindern, die ohne Honig möglicherweise nur mit Antibiotika zu behandeln gewesen wäre.

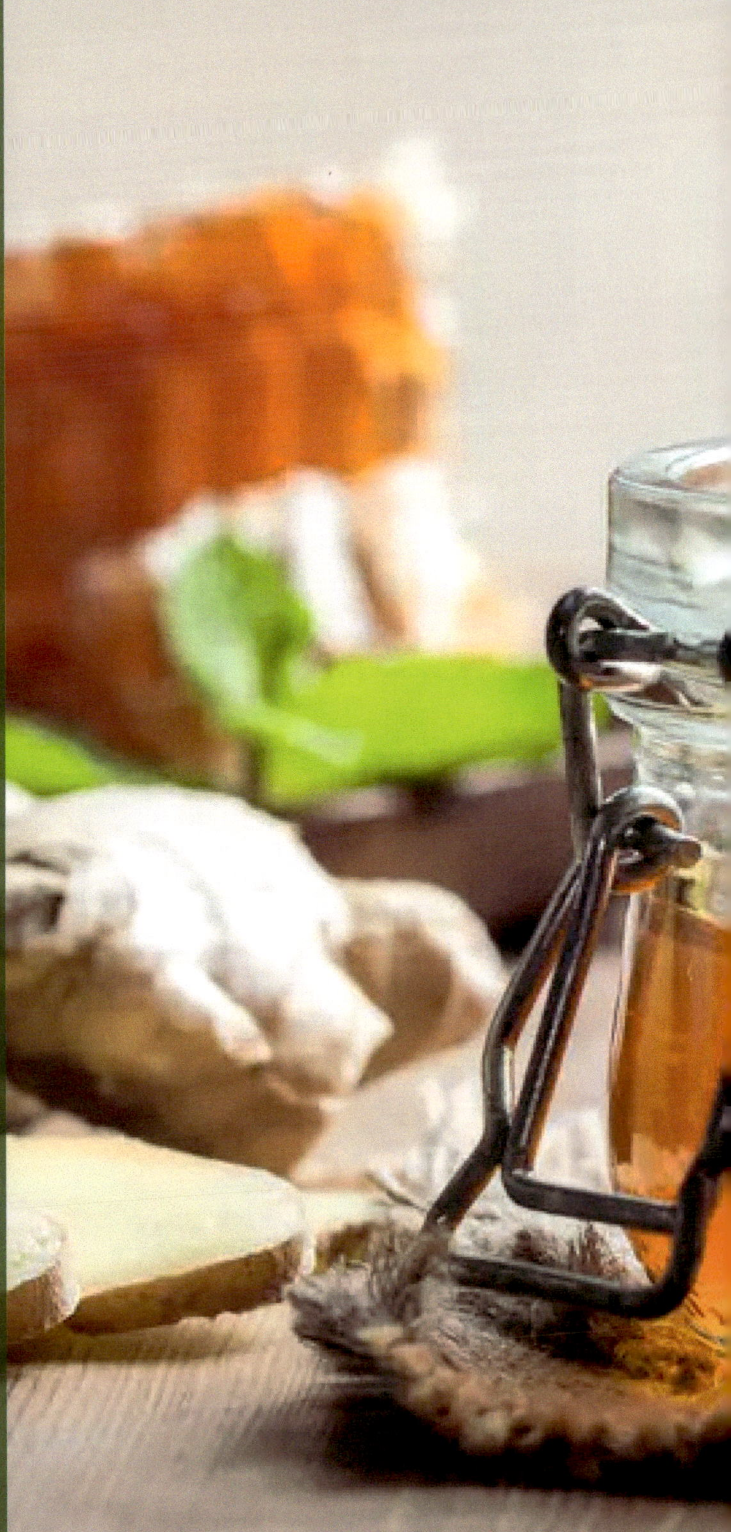

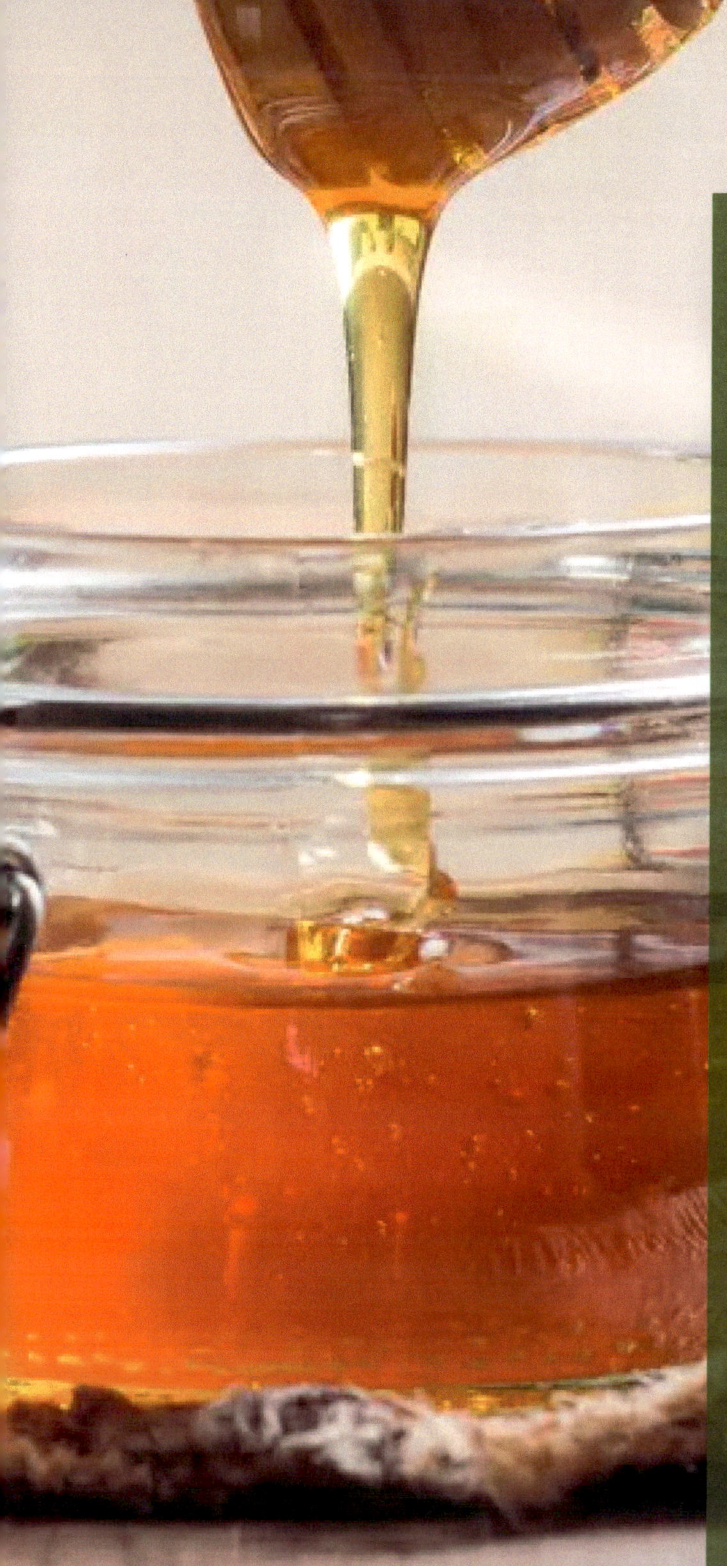

Die äußere Anwendung von Honig kann bei vielen entzündlichen Beschwerden angezeigt sein. Als Wickel angelegt bei Halsschmerzen, Verband bei Gelenkschmerzen, Nagelbettentzündungen und Blutergüssen, Badezusatz bei Entzündungen im Urogenitalbereich, kann er die Beschwerden lindern oder beseitigen.

Damit Honig wirksam ist, braucht man einen guten Honig, der nicht über 40 °C wärmebehandelt ist und nicht in der Mikrowelle war. Wo möglich, sollte der Honig direkt zur Wirkung kommen, das heißt z. B. möglichst unverdünnt eingenommen und nicht in Tee eingerührt werden. Er soll lange im Mund behalten und in kleinen Portionen geschluckt werden, damit er die entzündeten Schleimhäute möglichst lange benetzt.

Honig wirkt in Verbindung mit Kräutern wie ein Katalysator für die Aufnahme der Pflanzenwirkstoffe in unsere Zellen. Die Heilkraft der Pflanzen wird dadurch verstärkt.

Eine Anwendungsmöglichkeit, die Heilpraktikern und Ärzten vorbehalten ist, ist die intravenöse Anwendung von steril filtriertem Honig. Schon 1949 hat die deutsche Firma Woelm-Pharma Honig zu Injektions- und Infusionszwecken auf den Markt gebracht; diese Erzeugnisse waren bis Anfang der 1980er-Jahre als Arzneimittel gelistet. Sie können heute nur im Rahmen der Eigenherstellung nach §13/2b in einem speziell dafür zugelassenen Labor aufbereitet werden. (www.homo-novus.de)

Zahlreiche Rezepte für den Hausgebrauch finden Sie ab Seite 47 und in meinem Buch: »Honig, Pollen, Propolis«, erschienen im Kosmos Verlag.

Honigwein und andere Getränke mit Honig

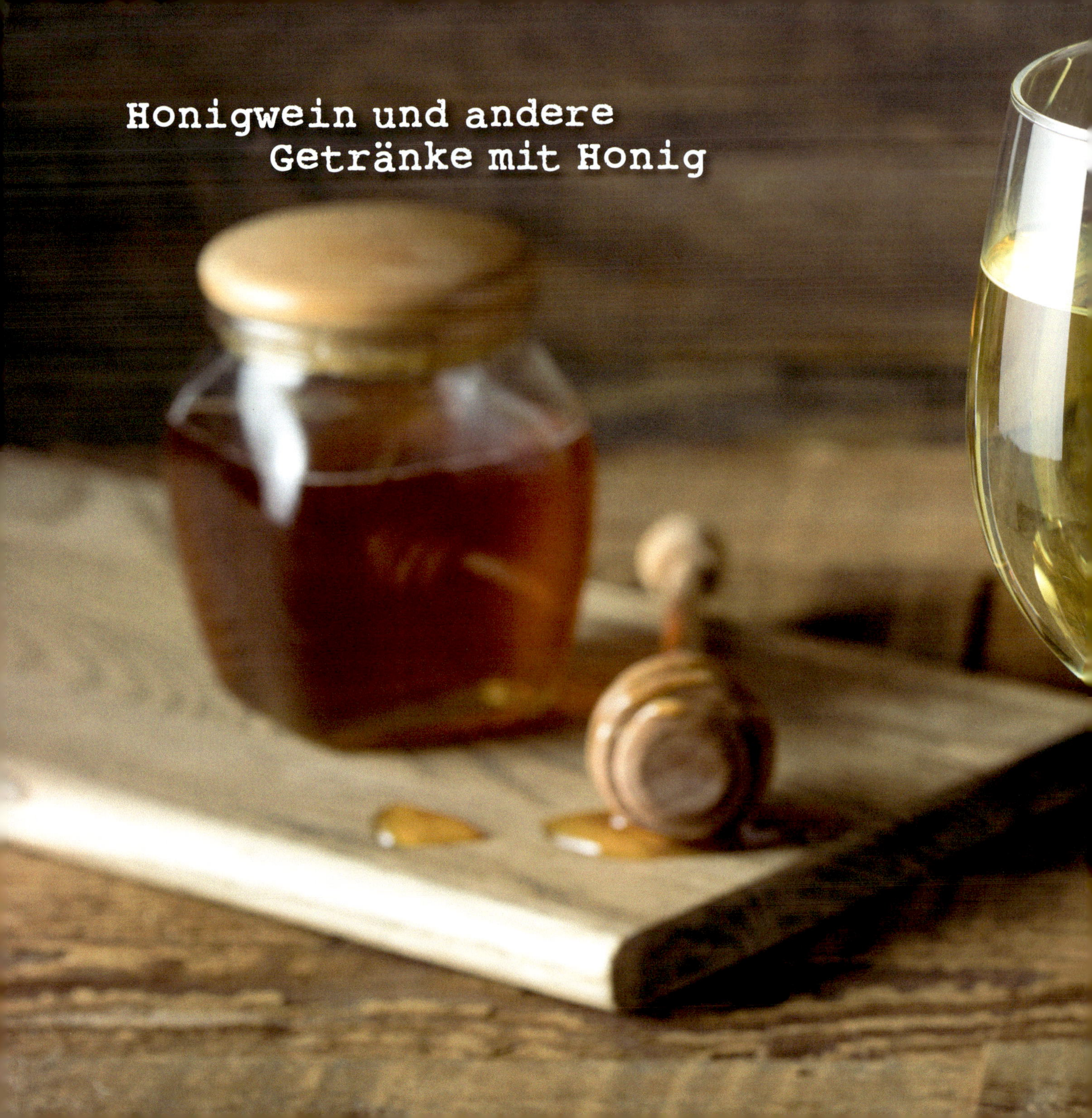

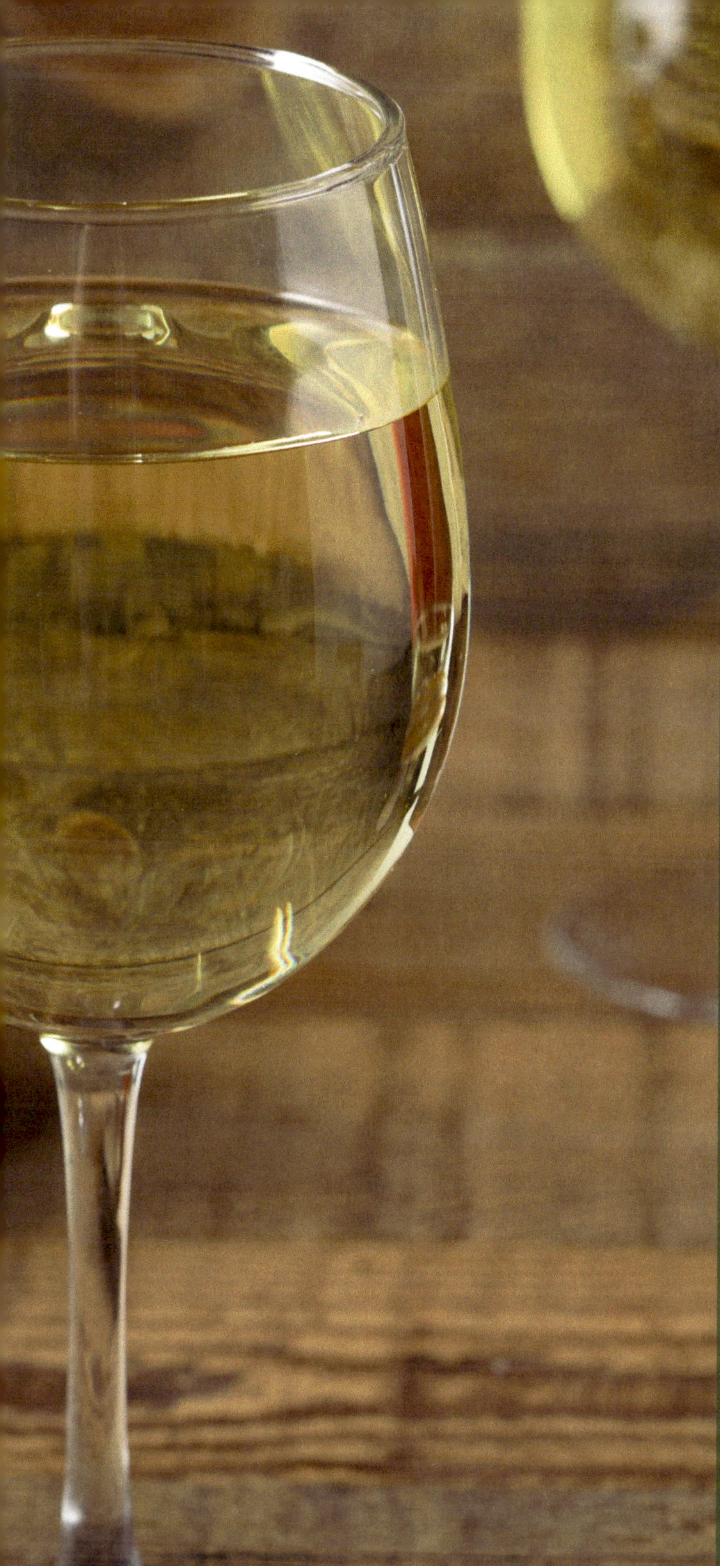

Für die Herstellung von Honigwein, auch Met genannt, gibt es viel alte Rezepturen. Um ihm eine individuelle Note zu verleihen, werden Fermentationshilfen und Kräuter zugesetzt. Der naturheilkundige Pfarrer Sebastian Kneipp sagt zum Met:

„Met tut viel Gutes, er bewirkt einen guten Appetit, fördert die Verdauung, reinigt und stärkt den Magen, schafft ungesunde Stoffe weg, befreit von dem, was dem Körper nachteilig ist. Seine Wirkung ist sehr günstig auf das Blut, die Säfte, Nieren und Blase, weil er überall reinigt, auflöst und ausleitend wirkt. Für die Alten, so auch für uns, ist Met ein Stärkungsmittel. Die Germanen erfreuten sich einer außerordentlichen Gesundheit und erreichten ein hohes Alter. Beides verdankten sie besonders ihrem Met."

In Russland kennt man Kwaas, ebenfalls ein durch Gärung gewonnenes Getränk. Seine Grundstoffe sind Roggenbrot, Wasser und Honig, der heute oft durch Zucker ersetzt wird.

Wer es alkoholfrei mag, kann sich mit dem folgenden Rezept sein eigenes leckeres Fitmacher-Honiggetränk kreieren:

200 ml abgekochtes, auf Trinktemperatur abgekühltes Wasser
1–2 EL Zitronen- oder Limettensaft oder Apfelessig
1–2 EL Honig

Von den Olympischen Spielen im alten Griechenland ist überliefert, dass die Athleten bei den Wettkämpfen solche Honiggetränke zu sich nahmen. Sie werden basisch verstoffwechselt und wirken der Übersäuerung entgegen.

Blütenpollen

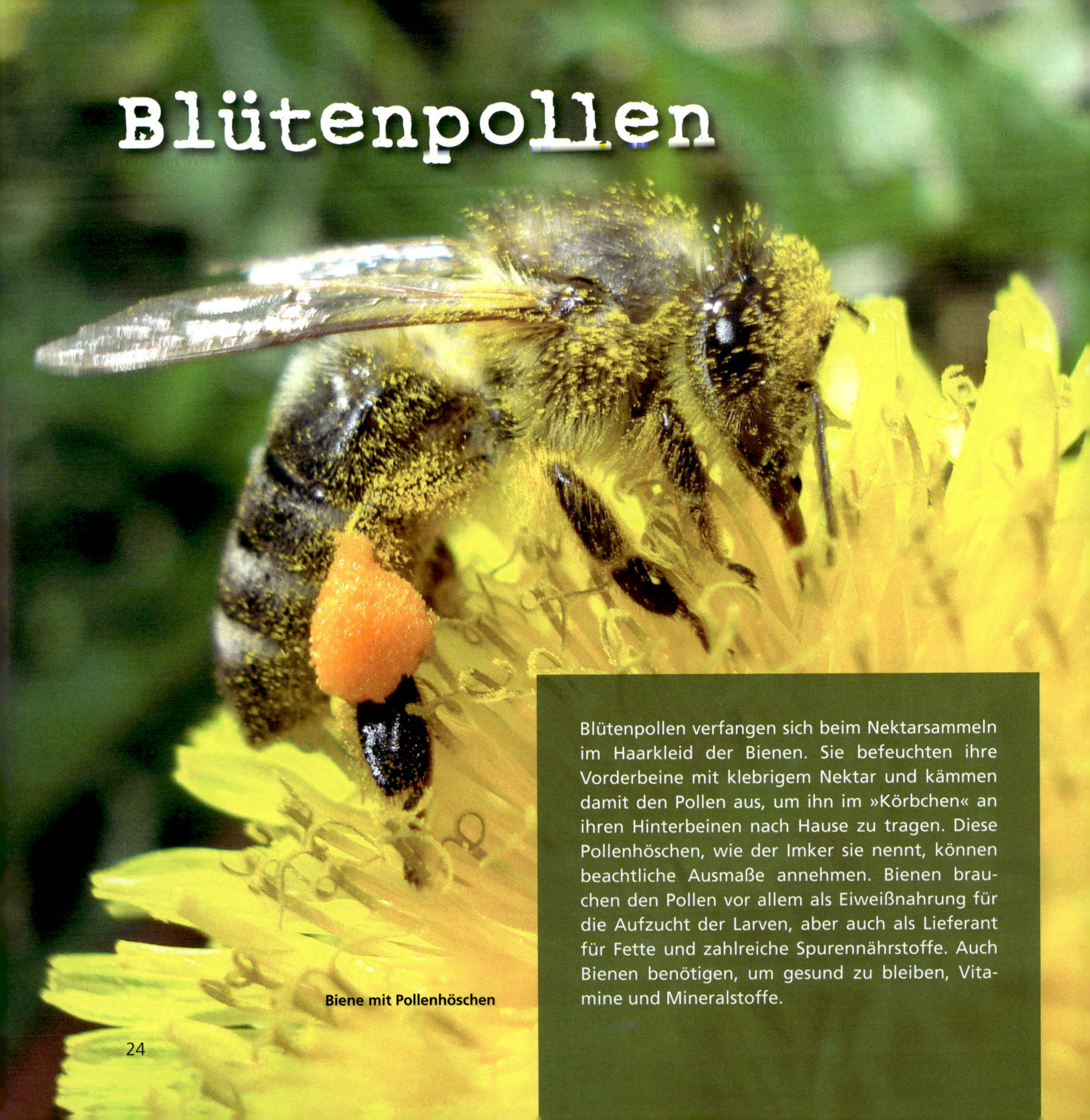

Biene mit Pollenhöschen

Blütenpollen verfangen sich beim Nektarsammeln im Haarkleid der Bienen. Sie befeuchten ihre Vorderbeine mit klebrigem Nektar und kämmen damit den Pollen aus, um ihn im »Körbchen« an ihren Hinterbeinen nach Hause zu tragen. Diese Pollenhöschen, wie der Imker sie nennt, können beachtliche Ausmaße annehmen. Bienen brauchen den Pollen vor allem als Eiweißnahrung für die Aufzucht der Larven, aber auch als Lieferant für Fette und zahlreiche Spurennährstoffe. Auch Bienen benötigen, um gesund zu bleiben, Vitamine und Mineralstoffe.

Pollen – Kraftpakete der Natur

Eine gute Pollenversorgung für die Bienen ist in vielen Gegenden in Deutschland nicht mehr gegeben. Schuld sind unter anderem die Agrarwüsten, die durch Monokulturen entstanden sind. Das Programm »Blühende Landschaften« soll dazu ein Gegengewicht schaffen. Jeder ist aufgefordert, im Rahmen seiner Möglichkeiten mitzuwirken, zum Beispiel durch die Pflege von Blumenwiesen statt kahlen Steingärten und großflächig versiegelten Hofflächen.

Um den Pollen von den Bienen zu ernten, verwendet der Imker ein Pollengitter. Es handelt sich dabei um ein engmaschiges Gitter – meist aus Plastik, besser aus Holz – durch das sich die Bienen zwängen müssen, wenn Sie zurück in den Bienenstock wollen. Dabei wird die kleine Pollenkugel an ihren Hinterbeinen abgestreift und in einer Auffangschale gesammelt.

Dieser feuchtkrümelige Pollen ist sehr empfindlich und anfällig für die Besiedlung mit Pilzsporen. Er muss täglich eingesammelt und vor Verderb geschützt werden. Im Kühlschrank ist er maximal zwei Wochen haltbar. Längere Lagerung ist durch Tiefkühlung, Trocknung oder Einrühren in Honig zu erreichen.

Getrockneter Pollen, der licht- und feuchtigkeitsgeschützt aufbewahrt wird, hält sich mehrere Jahre. Eine Lagerung über zwei Jahre hinaus ist jedoch nicht sinnvoll. Getrockneter Blütenpollen war lange Zeit bei uns überwiegend als Importware aus Spanien, aber auch aus anderen süd- oder osteuropäischen Ländern auf dem Markt. Jetzt haben einige Imker und Imkervereinigungen damit angefangen, diese wertvolle Tracht der Bienen zu sammeln.

Blütenpollen sind die männlichen Keimzellen der Pflanzen und von der Natur bestens mit hochwertigen Nährstoffen ausgestattet. Wir finden darin alle essentiellen Aminosäuren, Eiweißbausteine, die unser Körper nicht selbst herstellen kann, wertvolle Fettsäuren und Kohlenhydrate. Pollen sind reich an Vitaminen, Mineralstoffen und sekundären Pflanzenstoffen, zu denen vor allem die Flavonoide zählen. Bei Flavonoiden ist erwiesen, dass sie eine vorbeugende Wirkung gegen Krebs haben. Insbesondere die gelben und orangenen Pflanzenfarben spielen dabei eine wichtige Rolle. Diese sind im Pollen reich vorhanden. Alle Spurennährstoffe liegen in organisch gebundener Form vor. Das heißt, sie können von unseren Zellen leicht aufgenommen werden und belasten den Stoffwechsel nicht, im Gegensatz zu synthetisch gewonnenen Substanzen, die als Nahrungsergänzungsmittel angeboten werden.

Pollen sollten vor dem Verzehr durch organische Säuren aufgeschlossen werden. Dieses kann durch Einrühren in Honig bewirkt werden. (Vorsicht: Bei frischem Pollen muss der Feuchtigkeitsgehalt von rund 35 Prozent beachtet werden, damit die Mischung nicht gärt!) Mit getrocknetem Pollen sind Sie dabei auf der sicheren Seite; allerdings dauert es länger, bis sich die Pollenkügelchen auflösen. Der Vorteil liegt in der langen Haltbarkeit dieser Mischung. Schneller geht das Aufweichen durch Einrühren in milchsaure Produkte wie Joghurt, Kefir, Brottrunk, Sauerkrautsaft oder Ähnliches. Die Einwirkzeit beträgt dann 20 bis 30 Minuten; die aufgeweichten Pollen sollten am gleichen Tag gegessen werden.

Was ist Bienenbrot?

Als Bienenbrot oder Perga bezeichnet der Imker den von Bienen eingelagerten Pollen, den sie enzymatisch, mit Hilfe von organischen Säuren für sich bekömmlich und nutzbar machen. Dieses Bienenbrot ist auch für uns sehr wertvoll, weil der Pollen bereits aufgeschlossen ist und seine Wirkstoffe voll genutzt werden können.

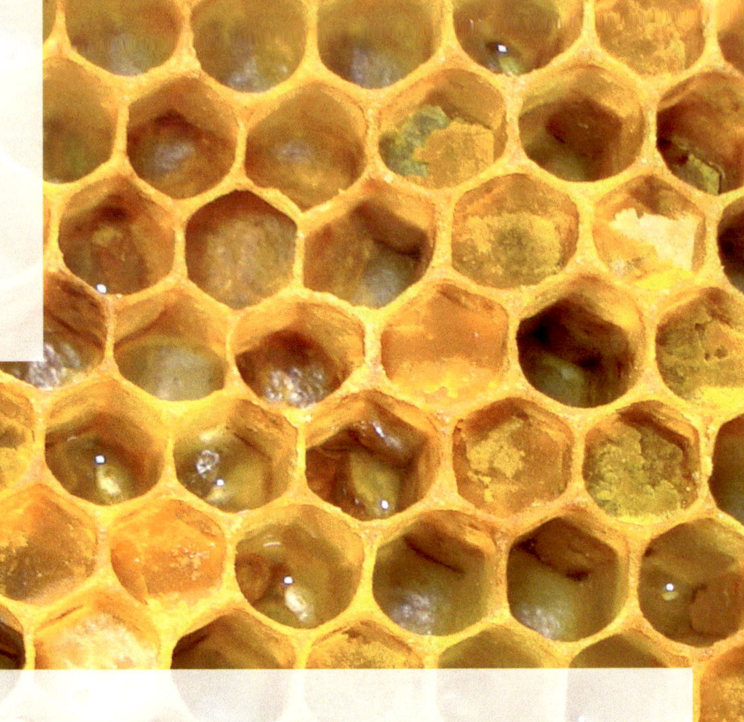

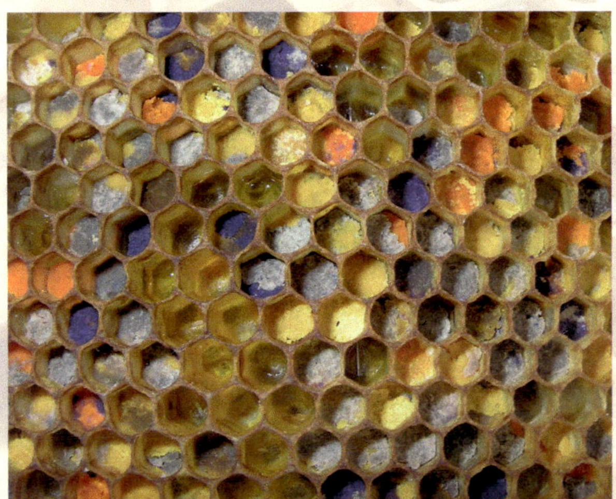

Frisch eingetragener Pollen hat oft leuchtende Farben und ist noch nicht fermentiert.

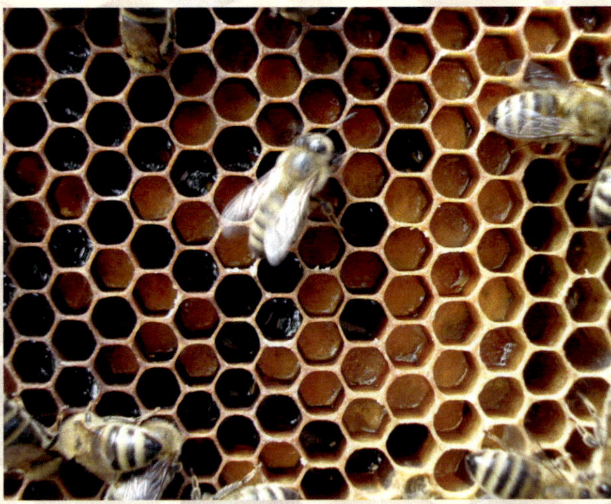

Wenn der Pollen mit Honig abgedeckt und fermentiert ist, wird er braun bis dunkelbraun.

Heilkundliche Anwendung von Pollen

Blütenpollen ist ein hervorragendes Nahrungsergänzungsmittel, das uns mit wertvollen essentiellen Nährstoffen versorgen kann. Als Tagesdosis wird ein Esslöffel voll Pollen empfohlen. Menschen, die viel leisten wollen oder müssen, dürfen auch gerne mehr zu sich nehmen. Im Eigenversuch hat ein mir persönlich bekannter Imker über ein halbes Jahr lang täglich 250 g Pollen zu sich genommen ohne gesundheitliche Beeinträchtigung. Der Versuch wurde ärztlich begleitet.

Prof. H. F. Linskens und Prof. R. G. Stanley schreiben in ihrem Buch »Pollen«: »Pollen können sowohl als Zusatznahrung wie auch zum Beispiel bei Mangelzuständen hilfreich sein. Beim ›Survival‹-Taining können Pollen helfen, Erschöpfungszustände zu verhindern«. Allergiker müssen in der Regel nicht auf den von Bienen gesammelten Blütenpollen verzichten. Sie sind jedoch gut beraten, wenn sie mit sehr kleinen Mengen beginnen und die Dosis langsam steigern. Bienen sammeln nicht den Pollen, der die weit verbreiteten Pollenallergien verursacht. Solche Allergien werden von Pflanzen verursacht, die ihre Pollen in den Wind schicken.

Bienen besuchen Pflanzen, die darauf angewiesen sind, dass ihre Pollen aktiv weitergetragen werden. Kreuzreaktionen können jedoch nicht ausgeschlossen werden, deshalb ist Vorsicht geboten. Häufig wird beobachtet, dass die Allergiebereitschaft bei regelmäßigem Verzehr von Blütenpollen nachlässt oder ganz verschwindet. Im Honig aufgeschlossener Pollen oder Bienenbrot wird noch besser vertragen und eignet sich für diese Art der Hyposensibilisierung sehr gut. Wichtig ist, dass Sie mit sehr kleinen Mengen anfangen, wenn Sie Allergien haben.

Die allgemein stärkende und vitalisierende Wirkung kommt durch die gute Versorgung mit hochwertigem Eiweiß und Spurennährstoffen zustande. Die Leberfunktion wird unterstützt, das Immunsystem harmonisiert und das Blutbild positiv beeinflusst. Darüber hinaus hat man bei regelmäßigem Verzehr von Pollen eine deutlich schützende Wirkung auf die Prostata und das Urogenitalsystem beider Geschlechter beobachtet. Pollen gelten auch als wirksames potenzsteigerndes Mittel. Außerdem unterstützt der regelmäßige Verzehr von Naturjoghurt mit Pollen und einem Teelöffel Honig eine geregelte Verdauung.

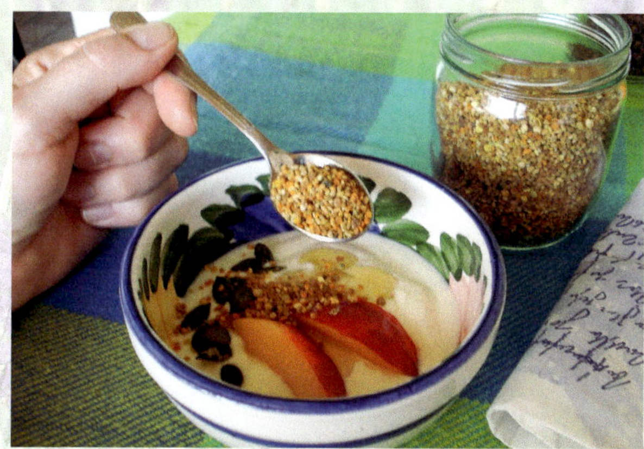

Pollen mit Früchten in Naturjoghurt

Propolis

Antibiotikum aus dem Bienenstock

Propolis, das auch Kittharz genannt wird, hat im Bienenvolk vielseitige Funktionen. Die Bienen sammeln den Rohstoff als Pflanzenharz vor allem von Baumknospen. In Europa sind Pappeln, Weiden und Birken bevorzugte Quellen dafür, aber auch andere Bäume und Sträucher werden im Bedarfsfall genutzt. Die Bienen verwenden es als Baustoff, mit dem sie ihren Waben Stabilität verleihen. Sie verschließen damit kleine Ritzen, um ihre Behausung gegen Zugluft und Feuchtigkeit zu schützen. Eine sehr wichtige Funktion hat Propolis als antimikrobiell wirksame Substanz. Die Bienen wehren damit viele Mikroorganismen ab, die ihnen und ihren Vorräten schaden könnten.

Bei Arbeiten am Bienenvolk und bei der Reinigung der Rähmchen kann im Laufe des Sommers Propolis abgekratzt und gesammelt werden. Professionelles Propolissammeln geschieht mit Propolisgittern, die auf die oberen Rähmchen im Bienenkasten gelegt werden. Bei uns sind die Erntemengen pro Volk recht gering; das liegt an den hier genutzten Bienenrassen, die sehr stark in Richtung hoher Honigerträge gezüchtet wurden. Propolis wird noch immer von vielen Imkern als lästig empfunden. Deshalb selektieren sie bei der Zucht Königinnen, die ihr Volk viel Propolis sammeln lassen, und schließen sie von der Vermehrung aus. So besteht beim Propolis eine starke

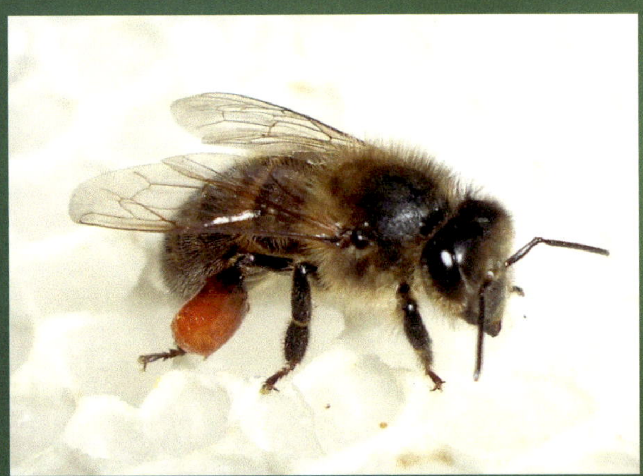

Biene mit Propolishöschen

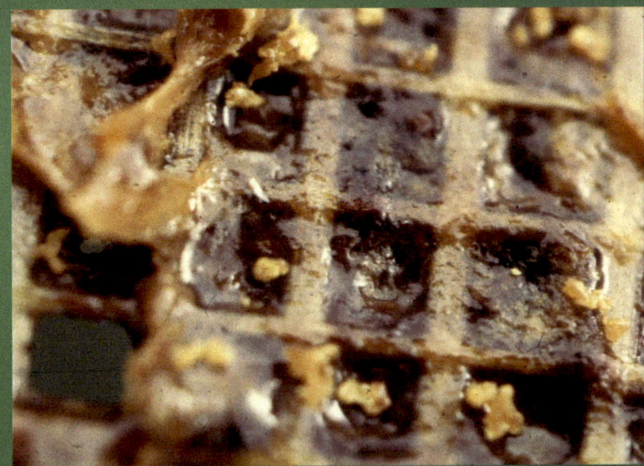

Propolisgitter

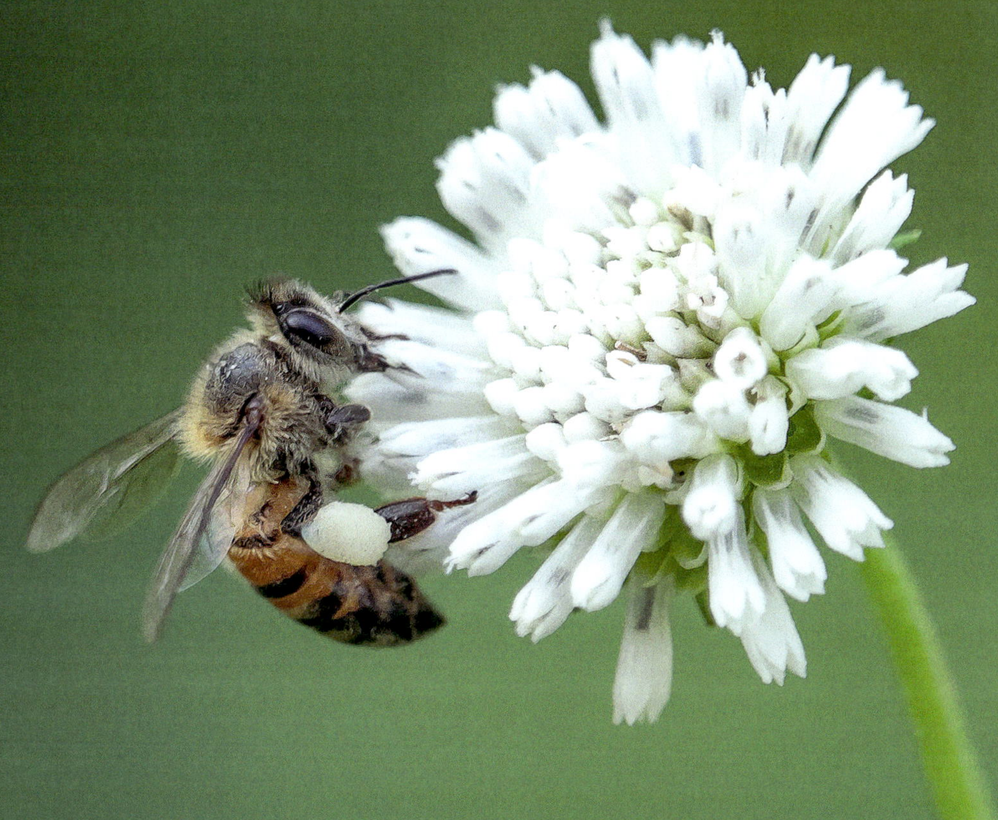

Gerne wird das pudrige Pollenhöschen mit dem glänzenden, bernsteinfarbigen Propolishöschen (siehe Foto S. 28) verwechselt.

Importabhängigkeit. Italien und Frankreich bieten in Westeuropa das meiste Propolis an; auch Südamerika liefert bedeutende Mengen. Billigimporte kommen aus China und Osteuropa mit oft zweifelhafter Qualität. Qualitätskontrollen und Standard sind hier zwingend erforderlich. Aus Brasilien stammt vor allem das grüne Propolis. Die Pflanzenquelle für dieses spezielle Propolis ist ein Strauch mit dem botanischen Namen Baccharis dracunculifolia. In den sumpfigen Mangrovenwäldern der Tropen wurde vor wenigen Jahren ein rotes Propolis gefunden, dem besondere Heilwirkung zugesprochen wird. Es ist bisher kaum erhältlich. Auch bei uns kann Propolis manchmal rot schimmern, es hat jedoch nichts mit diesem roten Propolis aus den Tropen zu tun.

Aufbereitung von Propolis

Rohpropolis ist aufgrund seines hohen Harz- und Wachsanteils bei 30 bis 36 °C im Bienenstock ein sehr zäher, klebriger Stoff, der bei niederen Temperaturen leicht spröde wird und splittert. Man kann Rohpropolis wie Kaugummi kauen und essen, es klebt jedoch stark an den Zähnen und ist recht scharf.

Genutzt wird Propolis deshalb als Pulver, meist in Kapseln abgefüllt, oder als alkoholischer Auszug. Für diese Tinktur gibt es unterschiedliche Rezepturen. Wissenschaftliche Untersuchungen haben ergeben, dass Ethanol mit 60 bis 70 Volumenprozent das optimale Lösungsmittel für die wichtigsten Wirkstoffe ist. Der in alten Büchern angegebene 98-prozentige Alkohol hat sich als weniger geeignet herausgestellt.

Eine weitere Lösungsmöglichkeit bietet Glyzerin. Dies ist jedoch technisch aufwändig und nur unter Labor- oder Industriebedingungen möglich. Auch Polysorbit und Propylenglycol werden gelegentlich als Auszugsmittel verwendet. Mit Wasser alleine lassen sich bei unserem europäischen Propolis nur wenige Wirkstoffe ausziehen.

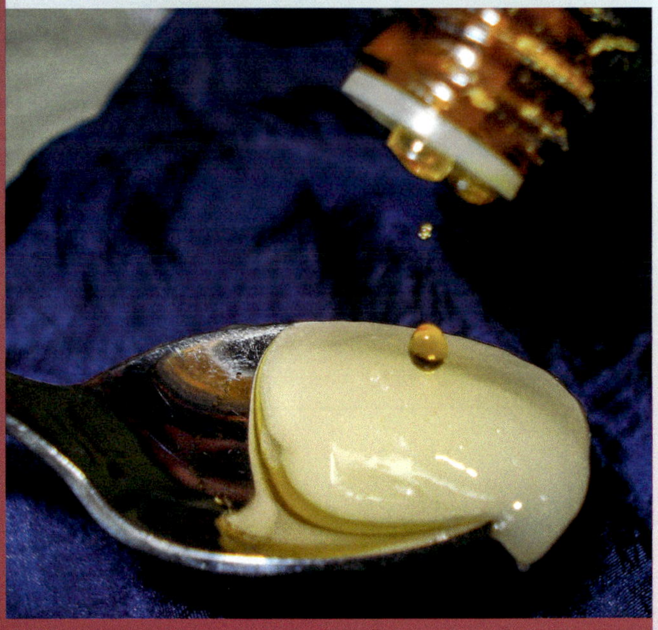

Die Tinktur ist die meistgenutzte Aufbereitungsform für Propolis. Propolis als Heilmittel ist apothekenpflichtig. Propolistinktur wird trotzdem oft von Imkern auf Märkten und in Hofläden oder in Onlineshops verkauft. Allerdings wird es dort in der Regel als Mittel zur Mundhygiene deklariert und unterliegt damit den Vorschriften für Kosmetik. Propolis darf nicht als das beworben werden, was es eigentlich ist, nämlich ein sehr wirksames antibiotisch (gegen Bakterien), fungizides (gegen Pilze) und viruzides (gegen Viren) wirksames Mittel und als starker Immunmodulator.

Glyzerin oder Hydroglyzerinauszüge werden üblicherweise für Mund- und Nasensprays benutzt. Sie eignen sich als Tropfen für Menschen, die hochprozentigen Alkohol ablehnen, und für Kinder. Glyzerin mit seiner leicht öligen Konsistenz bringt gleichzeitig pflegende Eigenschaften für die empfindlichen Schleimhäute mit.

Körperpflegemitteln kann Propolis in Form von Tinktur leicht zugesetzt werden. Es eignet sich als Zusatzstoff für Salben, Cremes, Lotionen, Lippenstifte, Öle, Shampoo, Seife, Zahnpasta usw. Die Herstellung solcher Pflegemittel können Sie in Seminaren lernen. (www.mediapis.net)

Apotheken können Präparate mit Propolis herstellen, zum Beispiel Tropfen für Augen und Ohren sowie Zäpfchen, die bei Hämorrhoiden und Entzündungen im Urogenitalbereich eingesetzt werden können.

Propoliskapseln ermöglichen hohe Dosierungen von Propolis, wie sie beispielsweise in der Krebsbegleittherapie oder bei chronisch entzündlichen Prozessen verordnet werden. Eine große Herausforderung ist die Tatsache, dass es keine definierten, offiziell anerkannten Standards für die Herstellung und den Wirkstoffgehalt gibt. Dies macht die Dosierung schwierig und ist keine gute Voraussetzung für eine Anerkennung durch die etablierte Medizin.

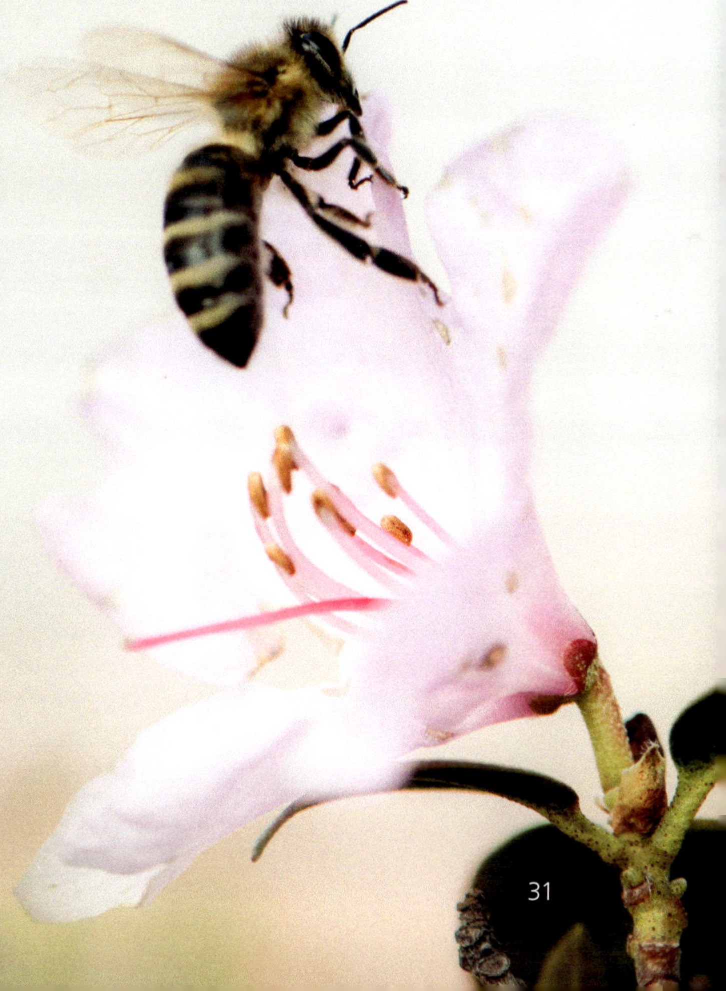

Medizinische Bedeutung von Propolis

Propolis besteht aus mehr als 200 verschiedenen Einzelwirkstoffen, von denen spezifische Wirkungen bekannt sind. Hinzu kommen die Synergieeffekte untereinander. Der Däne Karl Lund Agaard hat wichtige Pionierarbeit für den medizinischen Einsatz und die Standardisierung von Propolis in Europa geleistet.

Wissenschaftliche Untersuchungen haben bestätigt, dass Propolis wirksam ist gegen Streptokokken und Staphylokokken (Eiter erregende Bakterien), gegen Candida albicans (Pilze), gegen Rhinoviren (Schnupfen verursachende Viren), onkogene Papilomaviren (Viren, die den gefürchteten Gebärmutterhalskrebs verursachen können) sowie Herpes- und Epstein-Barr-Viren.

Die antivirale Eigenschaft von Propolis ist hervorzuheben, weil in der allgemeinen Medizin kaum wirksame Mittel gegen Viren bekannt sind. Es gibt längst nicht gegen alle Virusinfektionen geeignete Impfstoffe, und die, die es gibt, haben oft sehr bedenkliche Nebenwirkungen.

Zunehmend setzt sich auch die Erkenntnis durch, dass Propolis ein wichtiges Mittel in der Krebsbegleittherapie ist. Vor allem Forscher in Brasilien und in Japan haben dazu wichtige wissenschaftliche Arbeiten geleistet und publiziert.

Auch für die Behandlung von Bagatellkrankheiten und kleinen Verletzungen ist Propolis ein geeignetes Hausmittel. Die Behandlung von schweren Erkrankungen gehört jedoch immer unter die Aufsicht eines geschulten Therapeuten.

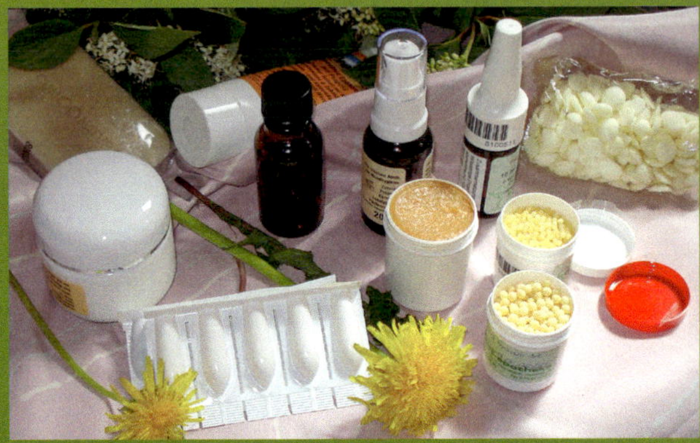

Propolis in verschiedener Aufbereitung

Propolis für die Hausapotheke

Propolis sollte in keiner Hausapotheke fehlen. Kleine Schnittwunden lassen sich mit Propolis verkleben und heilen schnell, bei Schürfwunden kann Mundspray mit Propolis (Hydroglyzerinbasis) verwendet werden, weil es kaum brennt. Insektenstiche und geschlossene leichte Brandwunden sind weitere Indikationen für Propolis. Propolissalben kommen zum Einsatz bei irritierter Haut, Ekzemen, zum Schutz vor Nässe und bei Neigung zu Hautrissen.

Reines Propolis in Form von Pulver oder auch sauberes Rohpropolis kann kaum überdosiert werden. Wenn es nicht die gewünschte Wirkung zeigt, wurde in den meisten Fällen zu wenig genommen. Bei der Tinktur ist der hochprozentige Alkohol der begrenzende Faktor.

Herstellung einer Propolistinktur

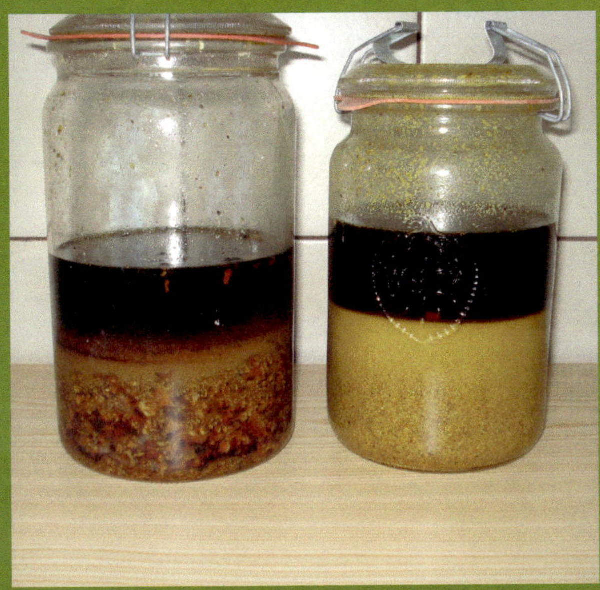
Links grobe Propolisstücke, rechts fein vermahlenes Propolis

30 g sauberes Rohpropolis in ein Glas mit Schraubverschluss geben und mit 70 g Ethanol (65-70 Volumenprozent) übergiessen. Diese Mischung zwei bis drei Wochen zimmerwarm an einem dunklen Platz stehen lassen und immer wieder umrühren. Die Tinktur ist fertig, wenn die Flüssigkeit ganz dunkel ist, und sich am Boden der Wachsanteil als helles Sediment absetzt. Die Dauer, bis alles gelöst ist, ist abhängig davon, wie grob die Propolisteile sind. Die Flüssigkeit mit einem Kaffeefilter oder einem anderen geeigneten Papierfilter filtrieren und in dunkle Fläschchen füllen. Die Tinktur kann tropfenweise eingenommen werden (Dosierung s. S. 48) oder dient zur Herstellung von Cremes, Lippenstiften usw.

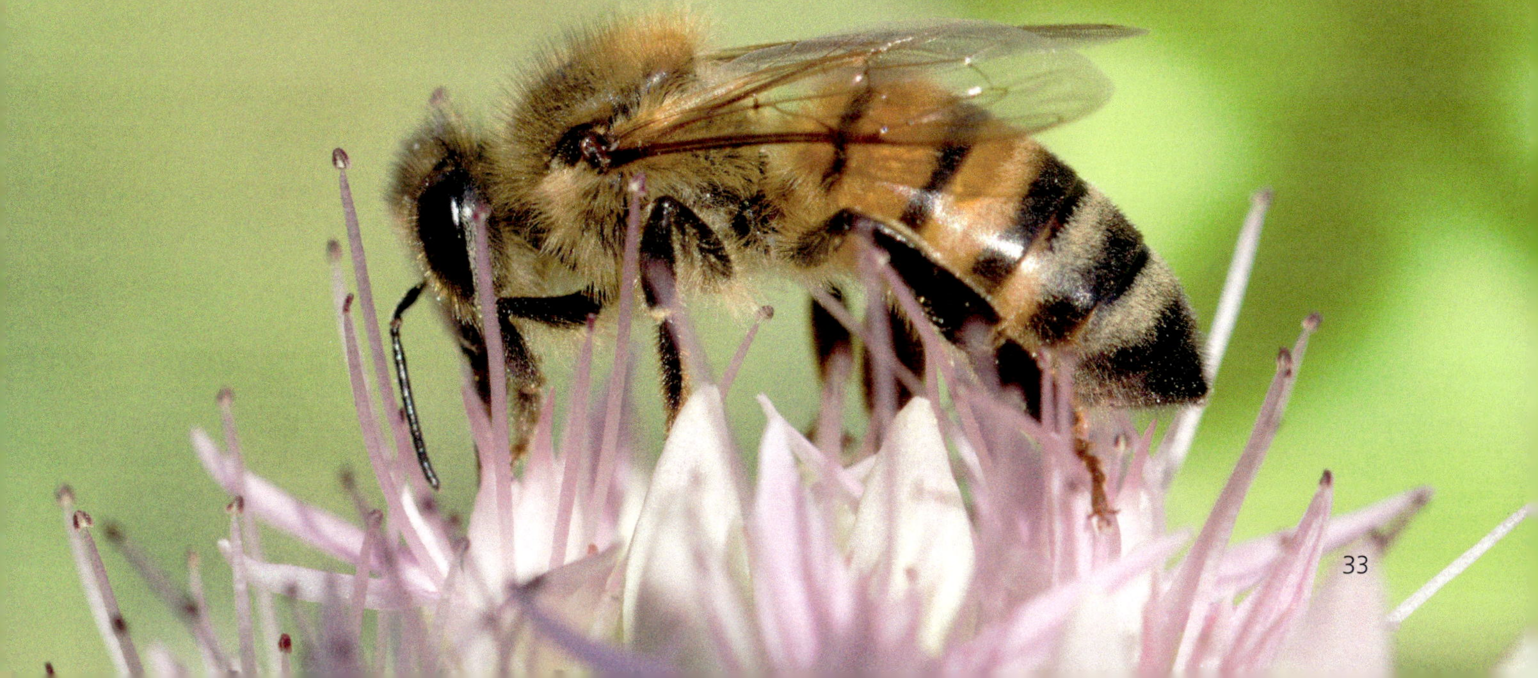

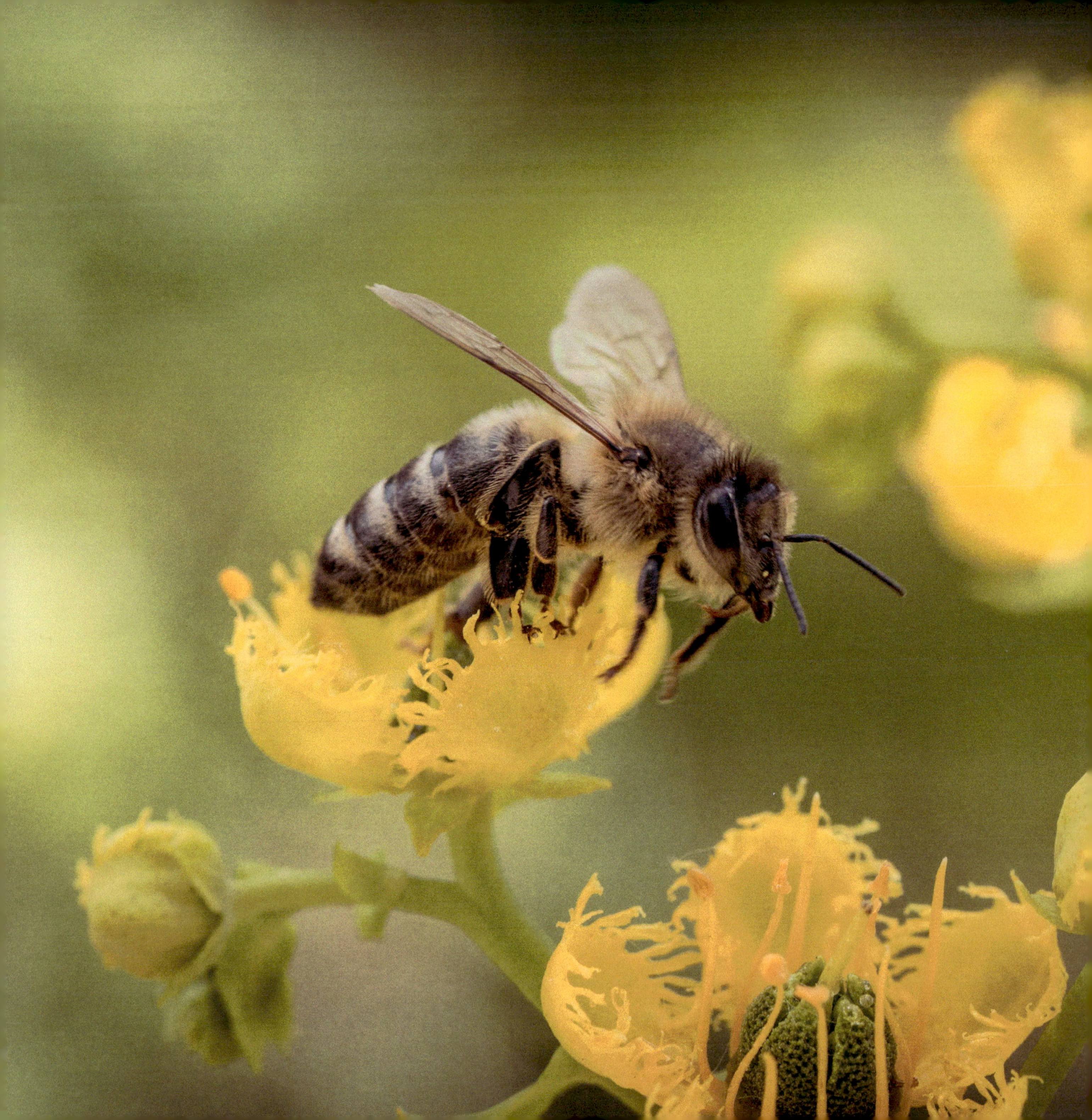

Inhalation mit Propolis

Im Handel sind verschiedene Geräte erhältlich, mit denen Propolis verdampft werden kann. Die volatilen Stoffe im Propolis eignen sich zur Verbesserung der Raumluft und zur Inhalation.

Allergiegefahr

Propolis kann besonders bei äußerlicher Anwendung zu Kontaktallergien führen. Diese zeigen sich in Form von Rötung, Juckreiz und Bläschenbildung. Deshalb bitte vorher zum Beispiel an der Handgelenkinnenseite oder in der Ellenbeuge testen. Bei der Einnahme von Propolis gibt es gelegentlich auch Unverträglichkeiten. Anaphylaktische Schocks und lebensbedrohliche Reaktionen sind der Autorin nicht bekannt.

Allgemeine Wirkung von Propolis

- reguliert das Immunsystem
- hemmt die schmerzerzeugenden Prostaglandine
- neutralisiert freie Radikale
- beschleunigt die Wundheilung
- bindet giftige Schwermetalle
- reduziert die Histaminausschüttung (Entzündungsreaktion)
- verbessert die Elastizität der Blutgefäße
- schützt Haut und Schleimhäute vor Umwelteinflüssen
- wirkt antidepressiv
- verringert Nebenwirkungen von Chemo- und Strahlentherapie
- festigt das Zahnfleisch und reduziert Taschenbildung

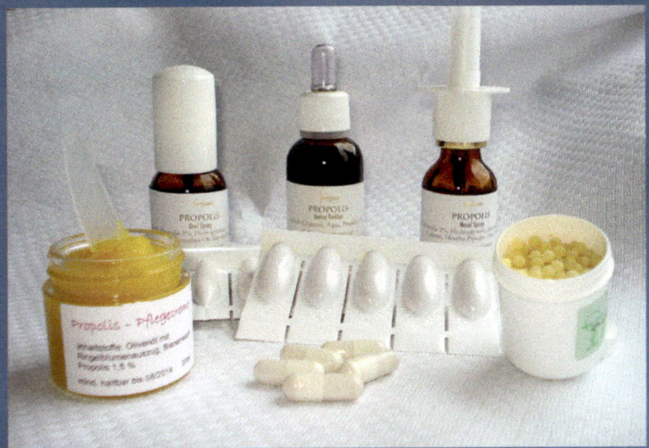

Oralspray, Tinktur, Nasalspray, Creme, Zäpfchen, Globuli

! Vorsicht: Propolis ist ein Harz und reich an Flavonoiden, die für seine Wirkung eine entscheidende Bedeutung haben. Diese Pflanzenfarbstoffe verfärben in konzentrierter Form Haut, Kleider, Gefäße und Flächen. Deshalb ist vorsichtiger Umgang anzuraten. Hochprozentiger Alkohol, Nagellackentferner oder Terpentin entfernen die Flecken von glatten Flächen und von der Haut. Kleidung kann kaum zufriedenstellend gereinigt werden.

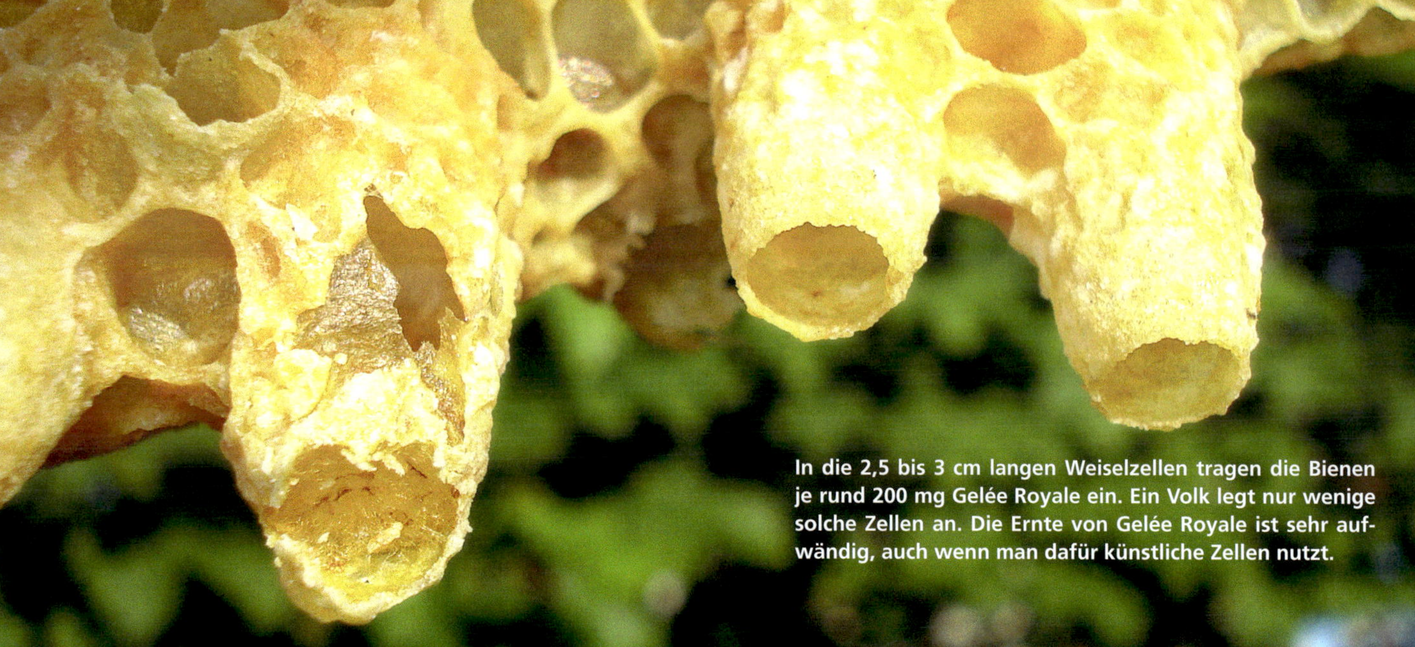

In die 2,5 bis 3 cm langen Weiselzellen tragen die Bienen je rund 200 mg Gelée Royale ein. Ein Volk legt nur wenige solche Zellen an. Die Ernte von Gelée Royale ist sehr aufwändig, auch wenn man dafür künstliche Zellen nutzt.

Gelée Royale

Der Stoff, der Königinnen macht

Gelée Royale kann von seiner Funktion her am ehesten mit Muttermilch oder Biestmilch verglichen werden. Wolfgang Tautz nennt es in seinem Buch »Phänomen Honigbiene« Schwesternmilch, was es seiner Natur nach auch ist: ein Lebenselixier, mit dem die winzigen Larven gefüttert werden. Arbeiterinnen- und Drohnenlarven bekommen einen ähnlichen Futtersaft nur in den ersten Tagen ihres Lebens. In der Königinnenzelle wird ein kleiner See aus Gelée Royale angelegt, in den die Larve gebettet ist. Die Königin entwickelt sich daraus in unglaublicher Geschwindigkeit – innerhalb von nur 16 Tagen – zum voll ausgebildeten Insekt.

Diesen Futtersaft, den die Arbeiterinnen und Drohnen nur in den ersten Tagen ihres Larvenstadiums erhalten, erhält die Königin ihr ganzes Leben lang. Es gibt keinen genetischen Unterschied zu einer Arbeiterin, lediglich das Futter und die Größe der Zelle entscheiden, ob aus einem befruchteten Ei eine Königin oder eine Arbeiterin wird. An diesem Beispiel sollte sehr deutlich werden, welchen Einfluss Nahrung haben kann.

Gelée Royale hat die Farbe und Konsistenz von Joghurt und schmeckt wie dieser säuerlich. Nur sehr junge Bienen sind in der Lage, ein hochwertiges Gelée Royale herzustellen. Später verlieren sie diese Fähigkeit.

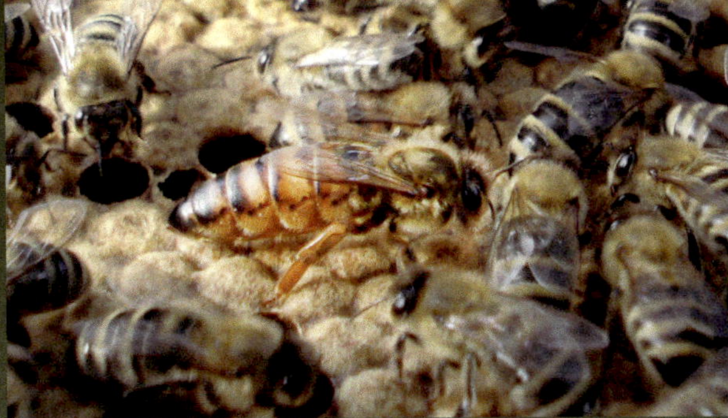

Eine Königin inmitten ihres Volks

Anti-Aging aus dem Bienenstock

Gelée Royale enthält Kohlenhydrate, alle essentiellen Aminosäuren, Peptide, essentielle Fettsäuren, Enzyme, Vitamine, Hormone und Spurenelemente in optimaler Zusammensetzung. Gelée Royale ist ein sehr wertvolles natürliches Nahrungsergänzungsmittel. Es wirkt unterstützend, wenn unser Körper durch Krankheit oder Stress geschwächt wird. In Gelée Royale sind viele Schutzstoffe und Wirksubstanzen, die die Bildung von Stammzellen und deren Differenzierung zu spezifischen Organzellen fördern. Deshalb gilt Gelée Royale auch als hochpotentes Anti-Aging-Mittel.

Gelée Royale ...

- fördert die Bildung von neuen gesunden Zellen (auch im Knochenmark)
- hilft dem Immunsystem
- regt den Stoffwechsel an
- hat eine antibakterielle, antivirale und fungizide Wirkung
- hat einen positiven Einfluss auf den weiblichen Hormonhaushalt
- stimuliert die innersekretorischen Drüsen
- kann in der komplementären Krebstherapie wirksam eingesetzt werden

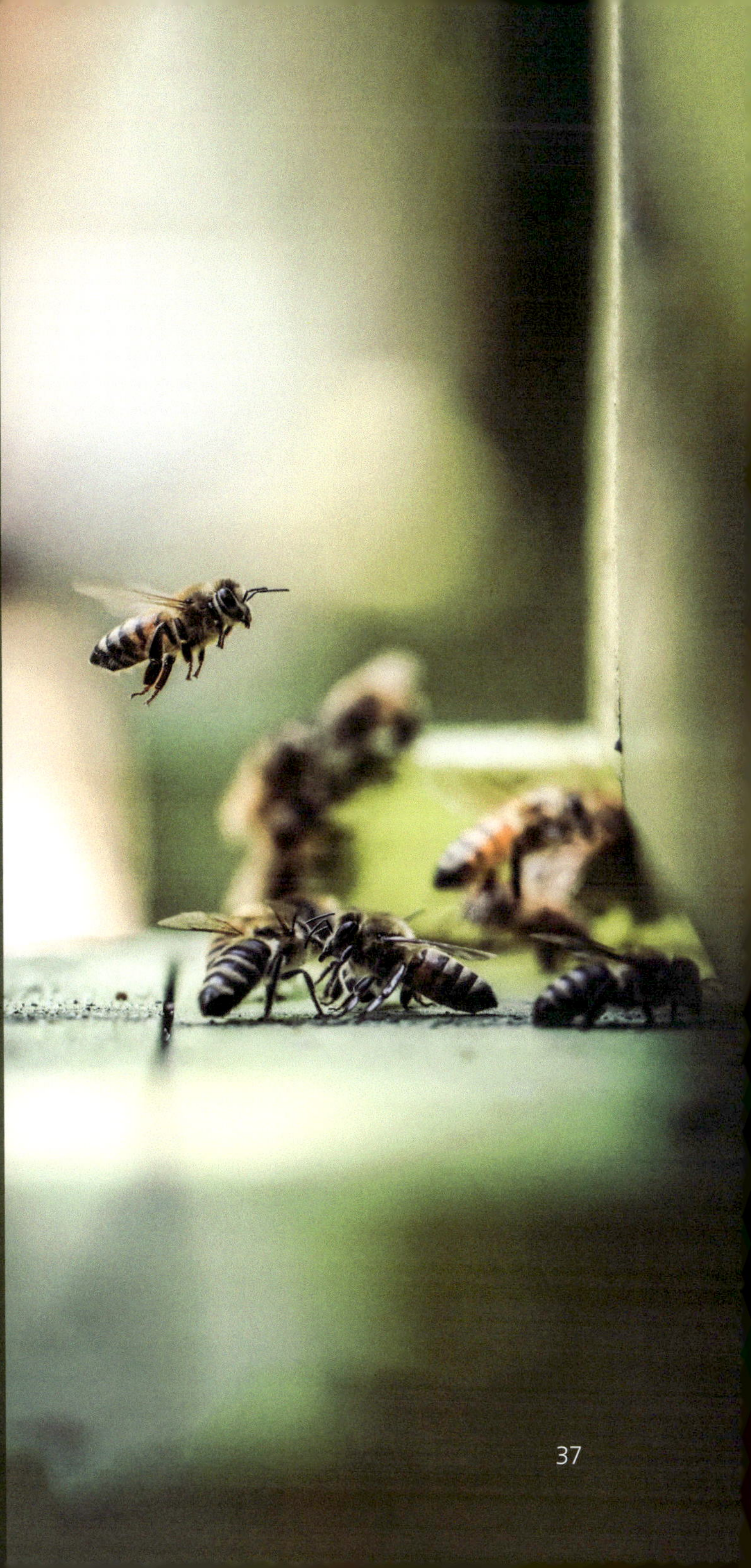

Bienengift

Danke für den Stich

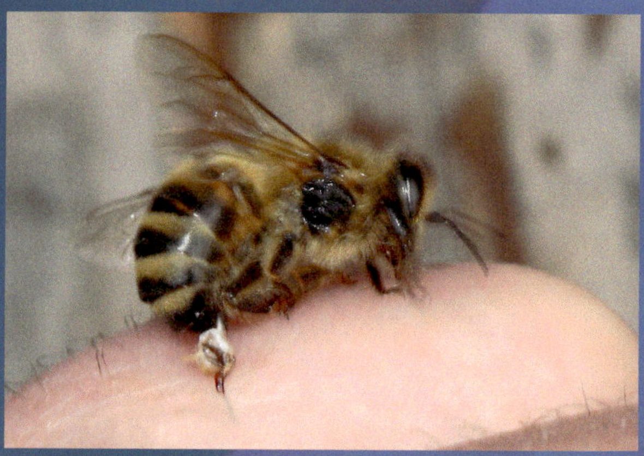

Bienengift wird von den meisten Menschen gefürchtet, weil ein Stich sehr schmerzhaft ist und für Allergiker gefährlich sein kann. Wenn die Biene sticht, bleibt ihr Stachel mit der Giftblase in der Haut stecken. Sie zieht sich dabei eine tödliche Verletzung zu. Ob eine Biene oder Wespe gestochen hat, kann man daran erkennen, ob der Stachel zurückbleibt. Der Grund dafür ist der Widerhaken am Stachel der Biene; der der Wespe ist glatt.

Schon im alten Ägypten war die heilende Wirkung des Bienengifts bei rheumatischen Erkrankungen bekannt. Diese Erkrankungen gehören auch heute noch zum wichtigsten Einsatzbereich des Bienengifts. Viele Therapeuten wenden allerdings nicht mehr den natürlichen Bienenstich an, um ihre Patienten zu behandeln, sondern nutzen Bienengift, das als Injektionslösung aufbereitet wurde.

In den asiatischen Ländern, in denen viel mit Akupunktur gearbeitet wird, kennt man die Behandlungsmethode der Apipunktur. Dabei wird der Stachelapparat der Biene als Akupunkturnadel benutzt oder Akupunkturnadeln vorher in Bienengift getaucht.

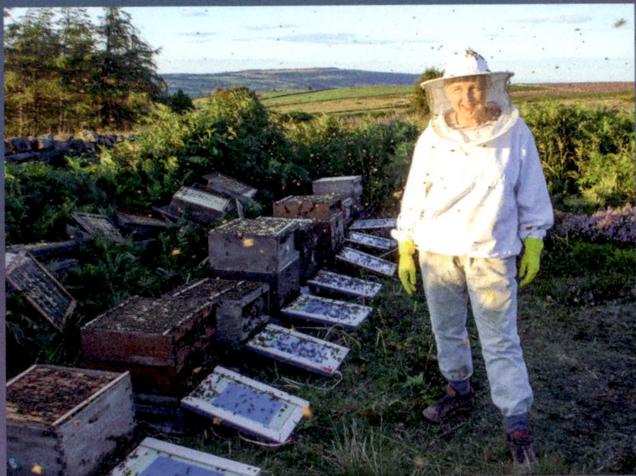

Die Autorin in Yorkshire beim »Melken« von Bienengift

Gewinnung von Bienengift

Mit unterschiedlichen Vorrichtungen, die jeweils nach dem gleichen Prinzip arbeiten, kann Bienengift gesammelt werden, ohne die Bienen zu töten oder zu verletzen. Sie werden lediglich durch leichte Stromimpulse gereizt und wollen stechen; da der Stachel nicht in die Glasplatte eindringen kann, geben sie lediglich ihr Gift ab. Der Stachel wird zurückgezogen, und das Gift wird neu gebildet. Das so gewonnene Bienengift, auch Apitoxin genannt, wird für medizinische und kosmetische Zwecke aufbereitet. Man macht daraus Injektionslösungen, Tabletten, Globuli, Salben und Antifaltenkosmetik.

Neben verschiedenen anderen Substanzen ist Mellitin der Hauptwirkstoff im Bienengift.

Bienengift ...

- wirkt durchblutungsfördernd
- wirkt bakterizid, fungizid und viruzid
- fördert die körpereigene Bildung von Cortisol und anderen Hormonen wie ACTH und Adrenalin
- verbessert die Blutviskosität
- besitzt in Zellkulturen nachgewiesene Wirkung gegen Krebszellen
- wirkt senkend auf den Cholesterinspiegel
- wirkt schmerzlindernd bei Neuralgien, Rheuma und Arthrose

Vor jeder Bienenstichbehandlung muss sorgfältig geprüft werden, ob eine Allergie vorliegt. Bei Überempfindlichkeit ist eine Desensibilisierung durch einen Facharzt notwendig. !

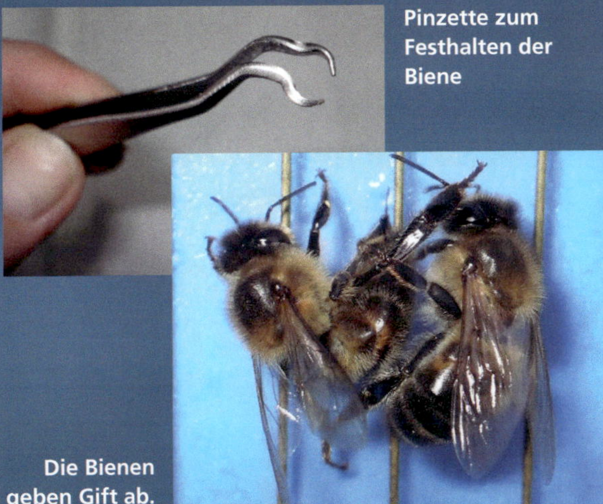

Pinzette zum Festhalten der Biene

Die Bienen geben Gift ab.

„Bienenwachs besitzt eine Materialität, die sich von allem anderen vollkommen unterscheidet. Es entzieht sich auch jeder direkten Erklärbarkeit und deshalb hat es sicher etwas sehr Spirituelles und wahrscheinlich Sakrales."

Wolfgang Laib ist von dem Baumaterial der Bienenwaben fasziniert. Der aus Süddeutschland stammende Künstler, der Medizin studierte, arbeitet gerne mit Bienenwachs und Blütenpollen.

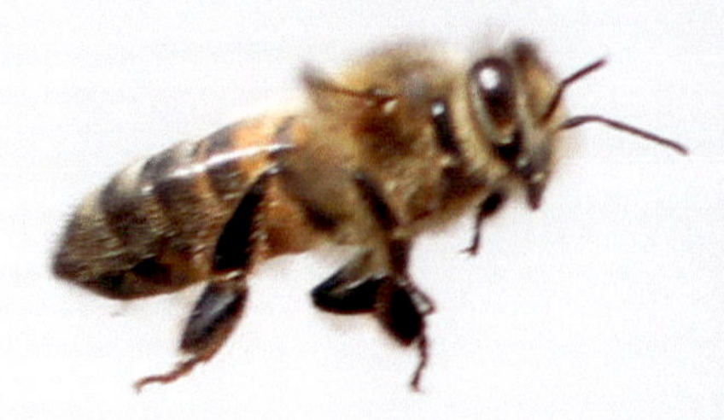

Bienenwachs

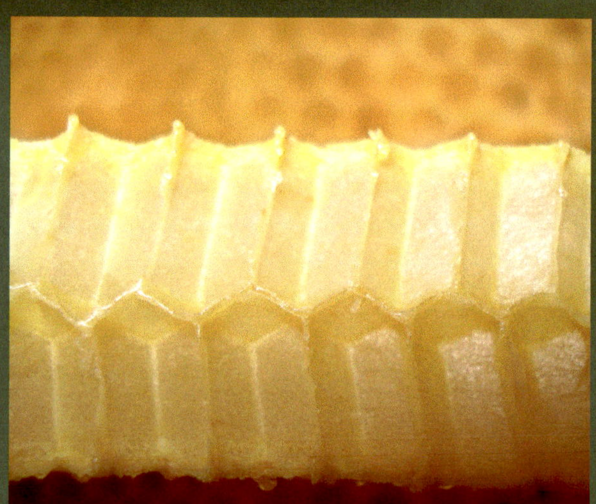

Wabe im Querschnitt

Wachsentstehung

Um Bienenwaben aufzubauen, produzieren Arbeiterbienen mit speziellen Drüsen unter den Chitinringen ihres Hinterleibs Wachs. Dort tritt es wie kleine Hautschuppen hervor. Bienen haben diese Fähigkeit nur während ihrer »Dienstzeit« als Baubienen. Sie bearbeiten die Wachsblättchen mit ihren Beinen und Kauwerkzeugen. Sie legen das ausgeschwitzte Wachs ringförmig um ihren Leib und fügen die so entstandenen Röhrchen aneinander. Bienen sind in der Lage, mit Bewegung der Brustmuskulatur ihre Körpertemperatur von 36 auf bis zu 43 °C zu erhöhen. Die Wachsröhrchen verbinden sich bei dieser Temperatur und nehmen die bekannte Sechseckform an.

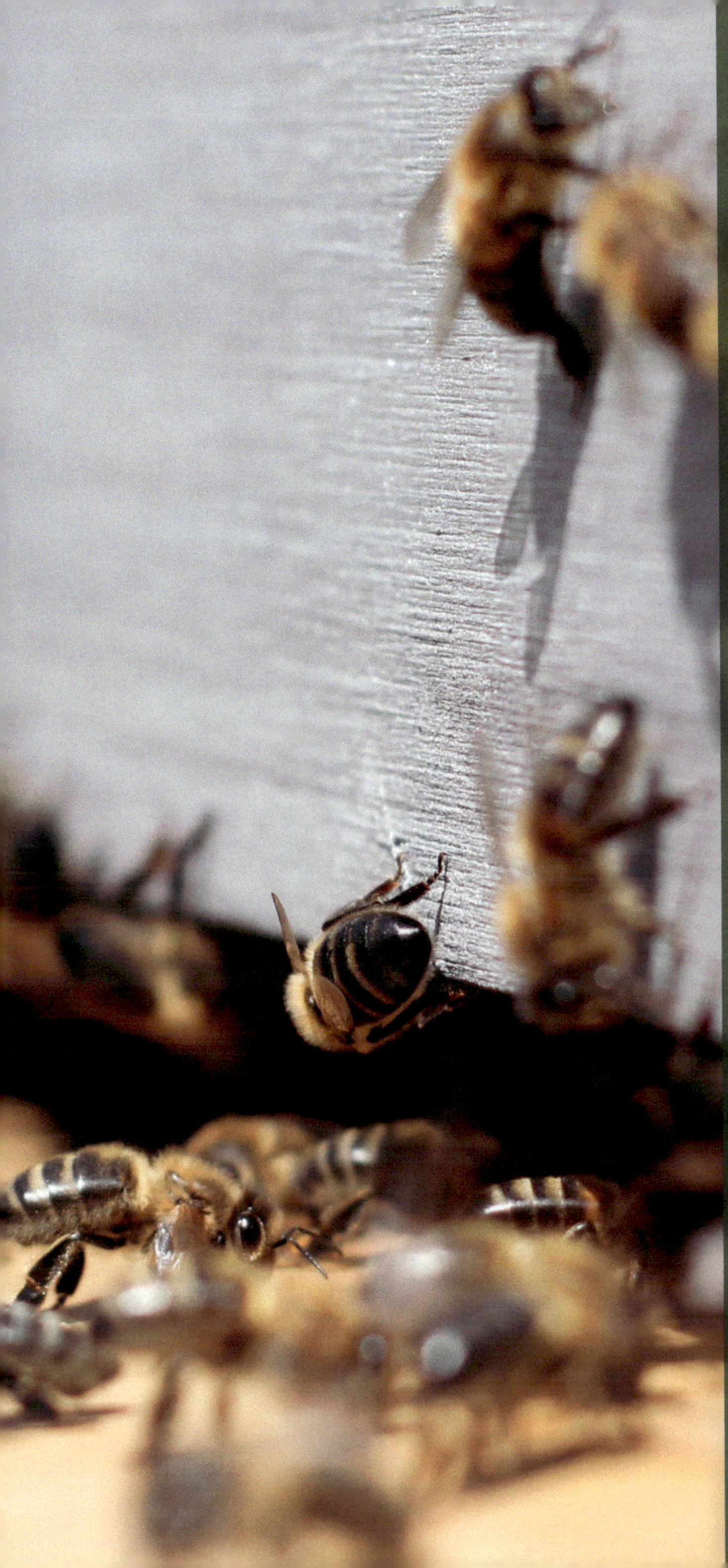

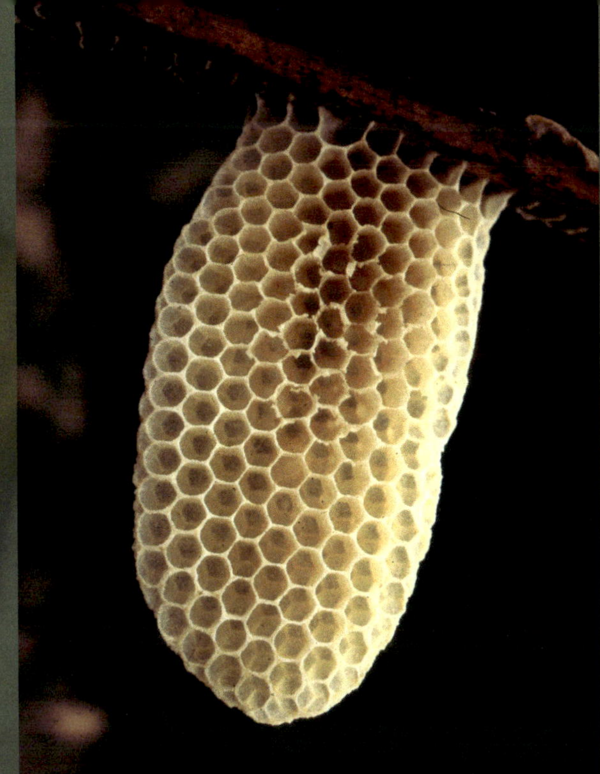

Naturwabenbau

Woraus besteht Bienenwachs?

Bienenwachs ist eine zähe, fettartige Substanz, in der mehr als 300 verschiedene Stoffe nachgewiesen werden können. Es ist den meisten von uns in Form von wohlriechenden goldgelben Kerzen schon einmal begegnet; ebenso ist es als Zusatz in biologischen Pflegemitteln für Leder und Holz bekannt. Mit Bienenwachslasur haben Schmiede früher Eisen gegen Rost geschützt. Die Nahrungsmittelindustrie nutzt Bienenwachs als Trennmittel, zum Beispiel für Gummibärchen. Bienenwachs ist Bestandteil von kosmetischen Rezepturen für Haut- und Lippenpflege. Dass es auch in der Heilkunde eine Rolle spielt, wissen nur Wenige.

Wussten Sie, dass Bienenwachs ...

- schon seit mindestens 5000 Jahren von Menschen auf unterschiedlichste Weise verwendet wird?
- als Entdeckelungswachs bei Allergien hilft?
- für Wickel und Auflagen verwendet wird (lindert Beschwerden bei Rheuma und Arthrosen, hilft bei Erkältungen, löst Verspannungen, unterstützt die Behandlung von Nieren- und Blasenentzündungen)?
- in Kombination mit Kräuterextrakten zu einem wohlschmeckenden Kauwachs verarbeitet werden kann, das Entzündungen im Mund- und Rachenbereich entgegenwirkt?
- Ohrenkerzen mit Bienenwachs selbst hergestellt werden können?
- in vielen natürlichen Kosmetika und Hautpflegemitteln enthalten ist?
- rußfrei verbrennt?
- zur Entfernung von Körperhaaren benutzt werden kann?
- in der Ergotherapie eingesetzt wird?
- im Haushalt zum Frischhalten von Lebensmitteln verwendet wird?

! In Seminaren und Workshops können Sie die Verarbeitung von Wachs zu verschiedenen Produkten erlernen. (www.mediapis.net und Fachberaterinnen für Bienenprodukte e.V.)

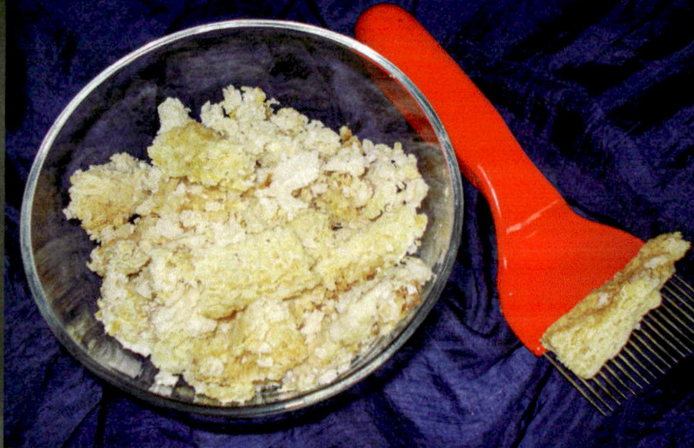

Entdeckelungswachs

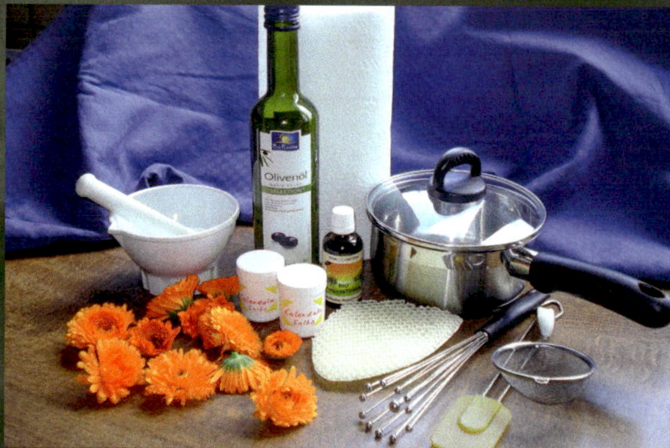

Utensilien und Zutaten zur Salbenherstellung

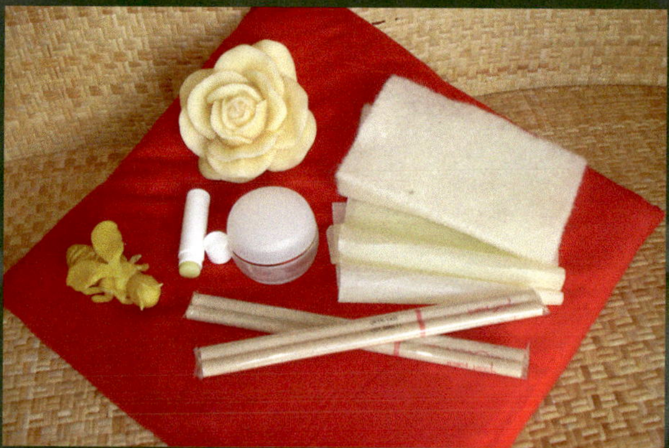

Therapeutische Anwendungsmöglichkeiten von Wachs: Ohrenkerzen, Wachstücher, Lippenstift, Creme und Wachs als Modelliermaterial

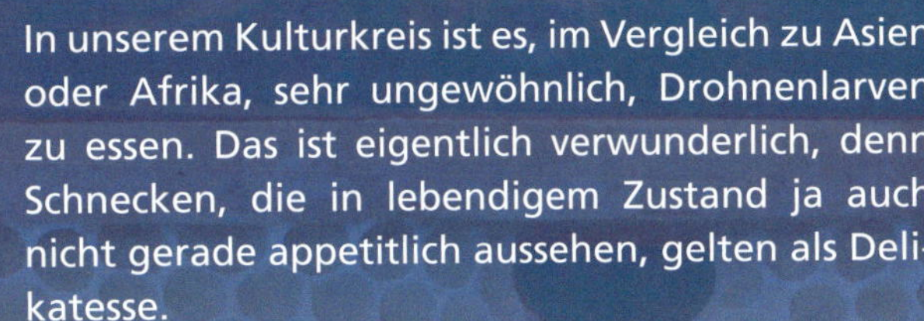

In unserem Kulturkreis ist es, im Vergleich zu Asien oder Afrika, sehr ungewöhnlich, Drohnenlarven zu essen. Das ist eigentlich verwunderlich, denn Schnecken, die in lebendigem Zustand ja auch nicht gerade appetitlich aussehen, gelten als Delikatesse.

Allein schon der Gehalt an 23 Prozent hochwertigem Eiweiß könnte Grund genug sein, sie auf den Speisezettel zu setzen. Drohnen haben aber noch mehr zu bieten, denn sie werden zu Beginn auch mit einer Substanz gefüttert, die dem Gelée Royale sehr ähnlich ist. Sie sind von einer Hülle aus bioaktiven Schutzstoffen umgeben. Werden drei bis sieben Tage alte Drohnen mitsamt dem Futtersaft entnommen, erhält man ein sehr hochwertiges Nahrungsergänzungsmittel.

Drohnenlarven Apilarnil

Gewinnung von Drohnenlarven

Einen Extrakt aus Drohnenlarven gewinnt man, indem man Drohnenwaben aussaugt oder auspresst. Die sehr weichen Larven werden dabei getötet. Das mag grausam klingen, aber in der heute üblichen Imkerpraxis werden Drohnenwaben samt Inhalt ausgeschnitten und mehr oder weniger als Abfall entsorgt. Die Drohnenlarven und Puppen sind dann im besten Fall noch Futter für Vögel.

Drohnenbrut

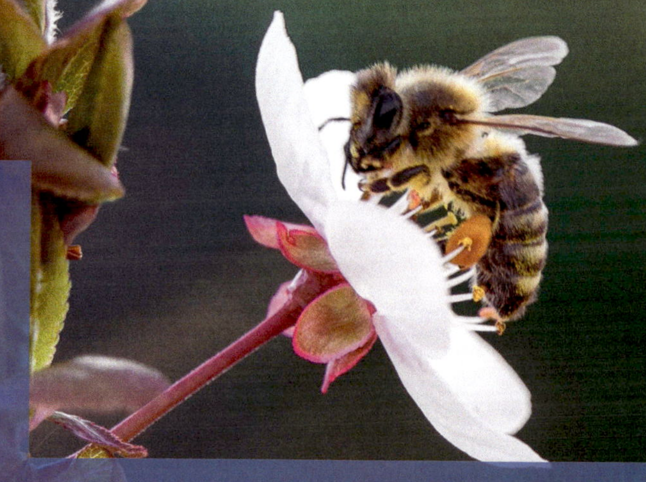

Die Entnahme von Drohnenbrut muss sorgsam und in einem für das Volk verträglichen Maß geschehen.

Der Extrakt aus jungen Drohnenlarven sollte entweder schnell tiefgefroren oder in Honig konserviert werden. Es gibt verschiedene Rezepturen zur weiteren Verarbeitung. Dabei werden zum Larvenextrakt und Honig meist noch Pollen oder Bienenbrot und frische gemahlene Nüsse gemischt. Diese Präparate werden von manchen Imkern unter dem Begriff »Apilarnil« als Kraftnahrung für Sportler und als potenzstärkende Mittel angeboten. Seit wenigen Jahren gibt es den Extrakt auch gefriergetrocknet in Kapseln unter dem Namen »Apidrohn« in Deutschland.

Seinen Namen »Apilarnil« hat dieses Erzeugnis von seinem Entdecker, dem rumänischen Imker Nicolae Iliesiu. Eines Tages berichtete dessen Nachbar von seinen sich – im Gegensatz zu früheren Jahren – auffällig schnell entwickelnden Entenküken. Der Imker Iliesiu hatte den Küken die ausgeschnittenen Drohnenwaben zum Auspicken gegeben. Nach dieser Beobachtung wurde das Experiment wiederholt. Das Ergebnis: Die Küken, die Drohnenlarven bekamen, wuchsen viel schneller als die Vergleichsgruppe. Daraus schloss er, dass wohl die Drohnenlarven der Grund für das gute Wachstum der jungen Enten sein müssen, und entdeckte so das große Potential, das in den Drohnenlarven steckt.

Die russische Ärztin Nailya Khismantullina nennt die zerdrückten Larven »Drohnenhomogenat«. Sie verwendet es begleitend bei sehr vielen Erkrankungen ähnlich wie Gelée Royale.

Drohnenlarvenextrakt wird eingesetzt bei ...

- allen Arten von Erschöpfungszuständen
- bei starker körperlicher und geistiger Anforderung
- Stoffwechselkrankheiten wie Diabetes, Gicht, Fettleibigkeit
- Funktionsstörungen der Hormondrüsen (Schilddrüse, Bauchspeicheldrüse, Ovarien, Prostata, Nebennieren)
- durch den Alterungsprozess hervorgerufene mentale und emotionale Depressionen
- Immunsystemschwächen (Infektionen, grippale Infekte)
- Beeinträchtigungen des neuro-vegetativen Systems
- Wechseljahrsbeschwerden

Drohnenlarvenextrakt dürfte – trotz seiner vielfältigen Wirkstoffe – das in unseren Breiten am wenigsten bekannte Bienenerzeugnis sein. Das wird sich sicherlich bald ändern, denn seine Wirkung überzeugt und spricht für sich.

Bienenstockluft
– die besondere Hilfe für die Atemwege

Bei der emsigen Tätigkeit der Bienen wird die Luft im Bienenstock mit allerlei Duftstoffen angereichert. In der Trachtzeit, also dann, wenn viel Nektar in den Stock eingetragen wird, entströmt dem Bienenkasten ein intensives, aromatisches Duftgemisch. Bei der früher üblichen Imkerei mit Aufstellung im Bienenhaus konnte man diesen Duft stärker wahrnehmen als heute bei der Freiaufstellung.

1978 wurde die wohltuende und heilende Wirkung dieser Bienenstockluft erstmals bei einem Kongress in Slowenien erwähnt. Bereits vorher hatten Imker sich alle möglichen technischen Konstrukte einfallen lassen, um diese wohltuende Luft intensiv inhalieren zu können. Das bekannteste und verbreitetste Gerät ist das von Imkermeister Hans Musch entwickelte Apiair-Gerät. Ihm ist es zu verdanken, dass die Bienenstockluft weit über Oberschwaben hinaus bekannt wurde und sehr vielen Menschen zugute kommt. Jürgen Schmiedgen hat diese Vorrichtung weiter entwickelt und die Zulassung als medizinisches Gerät erwirkt.

In den letzten Jahren wurde – auch dank des großen Engagements von Hans Musch – die Inhalation von Bienenstockluft immer bekannter. Ein Grund hierfür liegt darin, dass spür- und messbare Verbesserungen bei verschiedenen Atemwegserkrankungen erzielt werden. Der einzige Nachteil scheint die jahreszeitliche Begrenzung auf Ende April bis Anfang August zu sein, in der die Inhalation am Bienenvolk möglich ist.

Gute Ergebnisse werden erzielt bei ...

- allergischem Schnupfen
- Asthma
- akuter und chronischer Bronchitis
- COPD (chronisch obstruktiver Lungenerkrankung)
- Nebenhöhlenentzündung
- manchen Formen von chronischem Kopfschmerz
- Neurodermitis

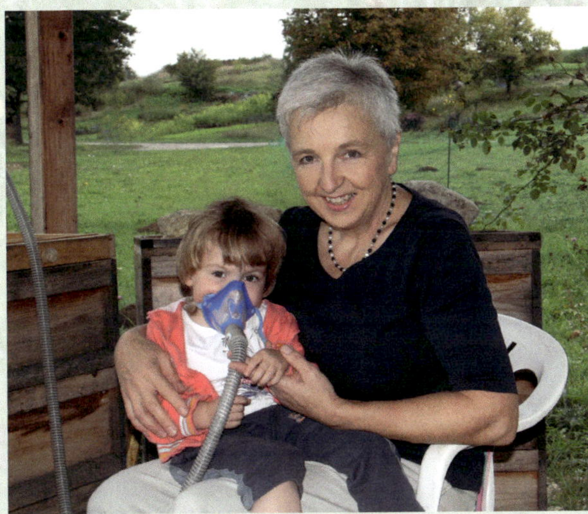

Inhalieren mit Bienenstockluft

Galleria mellonella

Die große Wachsmotte gilt bei den Imkern als Schädling, weil ihre Larven alte Bienenwaben zerstören, wenn diese nicht rechtzeitig eingeschmolzen werden. In der Natur sind sie Symbionten, die altes Wabenwerk wegräumen und so Platz schaffen für neuen Wabenbau. In Russland nutzt man Wirkstoffe der Mottenlarven als Medizin. Bei uns werden die Larven als Labortiere genutzt. Sie gelten als sehr widerstandsfähig gegen Krankheitserreger. Das ist wenig verwunderlich, denn diese Tierchen ernähren sich am liebsten von Bienenbrot, Perga.

Die empirische Erfahrung mit Wachsmottenextrakten zeigt eine positive Wirkung auf das Altersherz, die Bronchien und die Blutgefäße. Es soll auch eine Wirkung gegen Demenz haben. Wissenschaftliche Studien dazu fehlen.

Homöopathische Aufbereitungen

Das homöopathische Arzneimittelbuch kennt verschiedene Vorschriften für die Aufbereitung der ganzen Bienen (Apis mellifera), der Bienenkönigin (Apis regina), als auch des Bienengifts (Apisinum). In verschiedenen Schritten werden daraus Tropfen, Globuli oder Salben hergestellt, die ihre Verwendung entsprechend der homöopathischen Lehre finden.

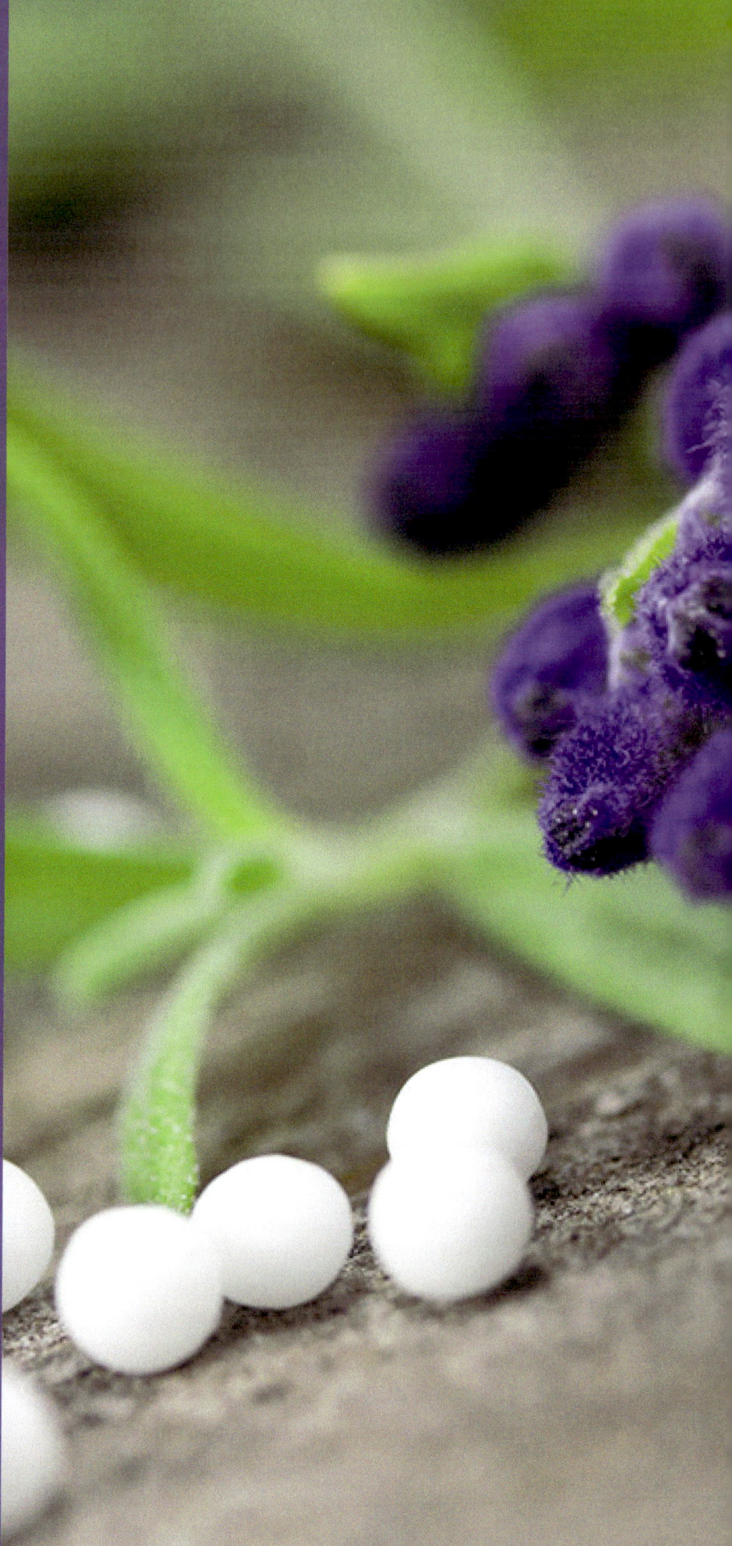

Bienenerzeugnisse in der Hausapotheke

Erkältung und grippaler Infekt

Honig, Propolis und Gelée Royale sind hervorragende Erzeugnisse, die sowohl vorbeugend als auch kurativ eingesetzt werden können. Zur Vorbeugung eignen sich fertige Mischungen wie zum Beispiel Mel Vitale. Darin sind alle Bienenerzeugnisse enthalten, die unser Immunsystem unterstützen können. Es enthält Honig, Blütenpollen, Propolis, Gelée Royale und Lecithin und ist ein Nahrungsergänzungsmittel. Die Einnahme von Propolis als Monopräparat (als Tinktur, Pulver oder in Kapseln angeboten) kann als Kur ebenfalls empfohlen werden.

Meine Einnahmeempfehlung für die vorbeugende Anwendung lautet: Von der Tinktur (Herstellung siehe Seite 33) nehmen Erwachsene einen Tropfen pro Kilogramm Körpergewicht und Tag verteilt auf zwei bis vier Portionen (z. B. bei 75 kg Körpergewicht 3 × 25 Tropfen). Geben Sie die Tropfen nicht in Wasser, weil sie sich darin nicht lösen und das Propolis sich am Glasrand festsetzt. Die Tropfen können gut zusammen mit Honig eingenommen oder auf Brot geträufelt werden.

Für Kinder mischen Sie die Tinktur in Honig. Nehmen Sie 200 g Honig und verrühren darin 20 ml Propolistinktur. Wenn Sie die Mischung auf einem flachen Teller herstellen und dann eine Stunde stehen lassen, ist der meiste Alkohol verdunstet. Dann in das Honigglas zurückfüllen und dem Kind ein bis zwei Teelöffel pro Tag geben. Vom Pulver und den Kapseln nehmen Sie 1 bis 2 g pro Tag.

Propolispulver kann zum Müsli oder in Honig eingerührt eingenommen werden. Wird es direkt vom Löffel verabreicht, klebt es leicht an Gaumen und Zähnen.

Gelée Royale gibt es in verschiedenen Aufbereitungen im Handel, pur in kleinen, am besten lichtgeschützten Glastiegeln, oder in Trinkampullen, gefriergetrocknet als Pulver in Kapseln oder Tabletten.

Die gebräuchlichste Anwendung sind die Trinkampullen, bei denen die Hersteller gerne Pollen und Propolis, Fruchtsäfte oder Heilpflanzenauszüge beimischen.

Nach meiner Erfahrung ist das natürliche Gelée Royale und das in Trinkampullen am wirksamsten.

Schnupfen

Bei Schnupfen eignet sich Propolis Nasalspray oder Spülungen mit Honig-Kochsalzlösung (NaCl 0,9 %) sowie die höher dosierte Einnahme von Propolispulver. Am einfachsten geht dies mit Kapseln. Die Tagesdosis kann im Akutfall auf 10 bis 12 g pro Tag gesteigert werden. Wiederholen Sie die Einnahme so lange im Abstand von etwa einer Stunde, bis die Symptome deutlich besser werden.

Eine Gesichtsmassage mit Honig über den Nebenhöhlen ist sehr hilfreich, wenn die Nebenhöhlen stark verschleimt oder chronisch entzündet sind. Sehr gute Hilfe bieten Nasensprays mit Propolis und ätherischen Ölen auf Glycerinbasis. Diese pflegen die Schleimhäute und trocknen sie nicht aus.

Halsschmerzen

Langsam Honig vom Löffel zu lutschen, kann bei rechtzeitiger Anwendung kleine Wunder bewirken. Propolis in Honig eingerührt, kann die Wirkung deutlich verstärken, genauso wie geriebener Ingwer in Honig.

Bronchitis/Husten

Meine Favoriten sind Honig-Schwarzrettich-Auszug oder Zwiebelsaft mit Honig. In beiden Fällen wird Honig als Auszugsmittel verwendet. Raspeln Sie den gewaschenen Rettich klein und vermischen Sie das Ganze mit ein bis zwei Esslöffel Honig. Eine viertel Stunde ziehen lassen, dann den Saft abpressen und löffelweise einnehmen.

Mit der Zwiebel verfahren Sie ähnlich: Ganz fein schneiden, mit Honig mischen, ziehen lassen, Saft abpressen und diesen einnehmen. Wer mag, kann auch die ganze Mischung essen.

Den Bronchien hilft auch ein Wickel mit Honig gut. Dazu streichen Sie Honig auf den Brustkorb unterhalb des Schlüsselbeins; die Fläche sollte etwa doppelt so groß sein wie die Hand.

Decken Sie die Fläche mit einem Backpapier oder – noch besser – mit einen Bienenwachstuch ab. Mit einem eng sitzenden T-Shirt oder einem Body hält die Auflage und kann einige Stunden oder über Nacht einwirken. Der Honig sollte nur dünn aufgetragen werden, da er bei Körpertemperatur flüssiger wird und wegläuft.

Bei starkem Hustenreiz hilft ein Tee mit Honig und Thymian oder ein Honig-Thymianauszug. Im Fachhandel gibt es sehr gute Sirupe mit Honig, Propolis, Thymian, Eukalyptus und Rosenknospenextrakt. Bei starker Verschleimung hilft die Honigmassage; diese können Sie leicht bei einem Workshop erlernen. (www.mediapis.net)

Warme Milch mit Honig zählt zu den klassischen Anwendungen von Honig bei Erkältungskrankheiten und Einschlafstörungen. Zu beachten ist dabei, dass Milch die Schleimbildung fördert und dies nicht in jedem Fall günstig ist. Honig in Kombination mit einem Auszug aus Ingwer kann eine gute Alternative sein. Als Einschlafhilfe eignet sich ein Löffel purer Honig ebenfalls sehr gut.

Schwarzrettich-Hustensaft

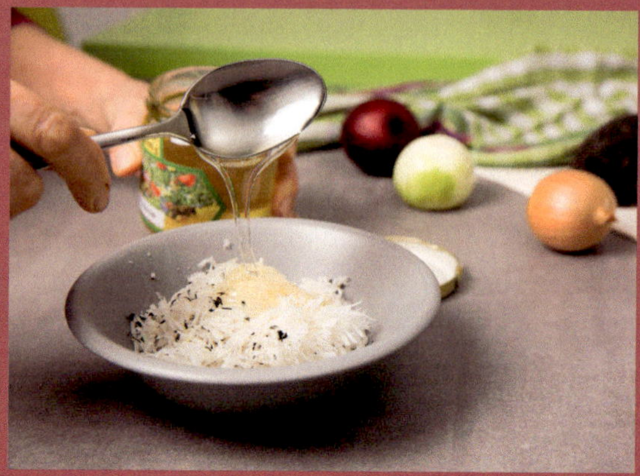

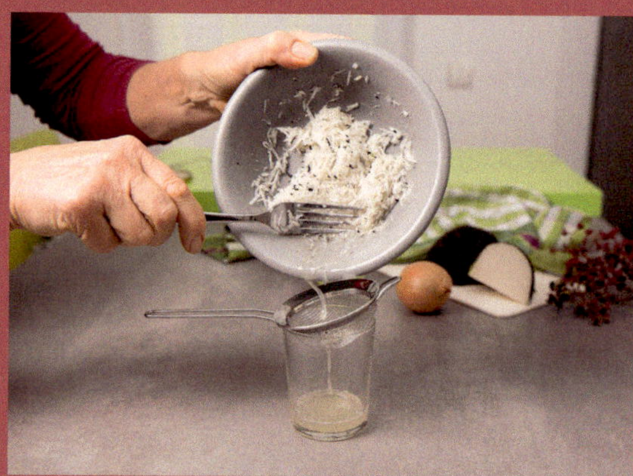

Schwarzrettich fein reiben, je nach Größe des Rettichs 2 bis 3 Esslöffel Honig zugeben und gut vermengen. Nach rund 15 Minuten entzieht der Honig dem geraspelten Rettich Saft, der mit einem Sieb oder einem Tuch gewonnen werden kann. Der Saft ist im Kühlschrank in einem gut verschließbaren Glas mehrere Tage haltbar und wird löffel- oder schluckweise eingenommen.

Zwiebelsaft bei Schnupfen und Heiserkeit

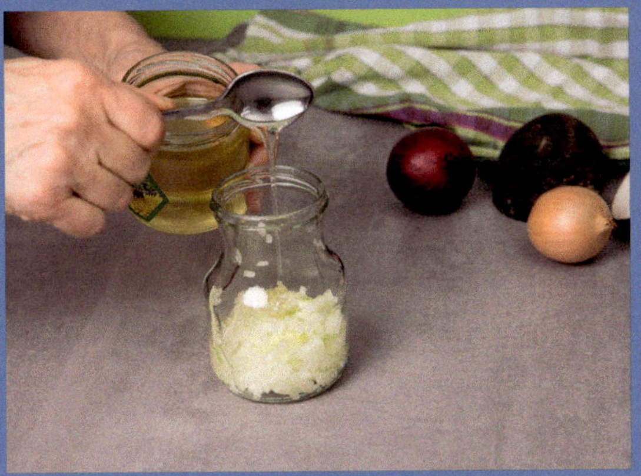

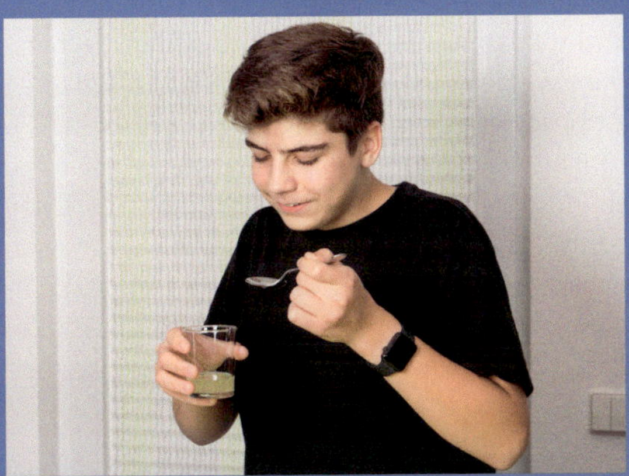

Eine Zwiebel sehr fein schneiden, entsprechend der Größe 1 bis 2 Esslöffel Honig zufügen. 30 bis 40 Minuten ziehen lassen, dann den Saft abseihen. Wer mag, kann 1 bis 2 Teelöffel Propolistinktur zum Saft dazugeben. Den Saft löffelweise 3 bis 4 Mal im Abstand von etwa 15 Minuten einnehmen. Danach nach Bedarf, bis die Symptome deutlich nachlassen. Der Saft hält sich im Kühlschrank einen Tag.

Magen-Darm-Erkrankungen

Man könnte über das große Anwendungsgebiet Magen-Darm ein ganzes Buch schreiben und würde doch nicht jedem Problem gerecht werden. Deshalb sollen hier nur die akuten Störungen besprochen werden. Die zahlreichen Unverträglichkeiten, Allergien und chronischen Erkrankungen des Magen-Darm-Traktes können in diesem Rahmen nicht berücksichtigt werden, obwohl Bienenerzeugnisse eine gute Unterstützung bieten.

Magen-Darm-Infekte

Meist sind die lästigen und unangenehmen Magen-Darm-Infekte zum Glück schnell wieder vorbei, zumindest mit der richtigen Unterstützung durch Bienenerzeugnisse und ein paar Heilkräuter.

Kaum ändert sich das Wetter im Herbst von sonnig zu nasskalt, bekommt der Noro-Virus Hochsaison. Seit Jahren schütze ich mich gegen diese üble Krankheit erfolgreich mit hochdosiertem Propolis (in Form von Tinktur oder Kapseln) und Blutwurzelschnaps. Wenn die Erkrankung in meinem Umfeld auftaucht, nehme ich entweder zwei bis drei Mal am Tag einen Esslöffel Propolistinktur oder Propoliskapseln (10 bis 15 Kaps à 380 mg Propolis) und zwei bis drei Esslöffel Blutwurzelschnaps.

Für Kinder kann man die Propoliskapseln öffnen und in eine Speise einmischen, die sie gerne essen (wie etwa zerdrückte Banane, Joghurt oder Honig). Anstelle von Blutwurzelschnaps kann ein Tee von Gänsefingerkraut hilfreich sein.

Auch wenn es Sie schon erwischt hat, können Sie diese Medizin nutzen – Sie haben die Beschwerden dann deutlich schneller wieder los.

Bei anhaltendem Durchfall ist es wichtig, den Flüssigkeitsverlust auszugleichen. Machen Sie sich eine Mischung aus einem Liter abgekochtem Wasser, Saft einer Zitrone, ein bis zwei Esslöffel Honig und einem halben Teelöffel Kochsalz. Diese Mischung langsam schluckweise trinken.

Bei Bauchkrämpfen hilft ein Tee bestehend aus Schafgarbenblüten und/oder Fenchel, Anis und Kümmel. Warme Wickel mit Bienenwachsplatten werden meist als sehr wohltuend empfunden.

Verstopfung

Blütenpollen und Honig unterstützen eine geregelte Verdauung. Gerne empfehle ich den regelmäßigen Verzehr von Blütenpollen mit Joghurt: Ein bis zwei Esslöffel getrocknete Blütenpollen und ein Teelöffel Honig in Naturjoghurt einrühren, vor dem Verzehr 20 bis 30 Minuten quellen lassen.

Blütenpollen sind gut für eine gesunde Darmflora. Zu beachten ist: Wenn Sie balaststoffreiche Nahrung zu sich nehmen, sollten Sie ausreichend Wasser trinken und für körperliche Bewegung sorgen.

Desweiteren haben sich Mischungen aus Honig, Pollen, Propolis, Gelée Royale und Lecithin (z. B. Mel Vitale) bei verschiedenen Störungen im Verdauungstrakt als hilfreich und unterstützend erwiesen.

Die hohe Dichte an Vitalstoffen kann manches Defizit ausgleichen, das aufgrund von gestörter Nährstoffresorption entstanden ist. Über Wochen oder sogar Monate anhaltende Verdauungsbeschwerden sollten jedoch nicht auf die leichte Schulter genommen werden, sondern müssen dringend aufgeklärt und adäquat behandelt werden.

Nieren- und Blasenentzündung

Blasenentzündungen sind bei Frauen aufgrund der Anatomie häufiger als bei Männern, aber auch sie sind nicht davor gefeit. Wenn Blasenentzündungen häufig auftreten, sollte geklärt werden, ob ein Diabetes mellitus vorliegt, weil Bakterien bei diabetischer Stoffwechsellage gute Bedingungen für ihre Vermehrung vorfinden.

Akute Blasenentzündung

Ist die Entzündung auf Unterkühlung (Sitzen auf kalter Unterlage, kalte Füße oder Durchnässung) zurückzuführen, hilft Wärme in Form von Bienenwachsauflagen und Wärmeflasche oder ein warmes Bad. Nieren und Blasentee reichlich getrunken bessern die Beschwerden.

Cranberrysaft ist sowohl bei akuter wie auch chronischer Blasenentzündung hilfreich; mit Honig schmeckt er besser. Grundsätzlich ist Vitamin C bei Entzündungen hilfreich. Achten Sie also auf eine gute Versorgung. Wenn Sie keinen Cranberrysaft zur Hand haben, gibt es vielleicht Zitronen in Ihrem Haushalt. Dann trinken Sie Zitrone mit Wasser und Honig, genannt Imkerlimonade.

Chronische Blasenentzündung

Chronische Beschwerden sollten durch einen Facharzt abgeklärt werden. Es ist nach meinem Dafürhalten falsch, nur jeweils ein Antibiotikum zu schlucken. Die oben angeführten Maßnahmen sind auch bei chronischen Krankheitsverläufen hilfreich, aber genügen meist nicht. Ich setze zusätzlich Propolis in Form von Kapseln als natürliches Antibiotikum ein sowie Zäpfchen, Salben und Seifen mit Propolis zur lokalen Behandlung. (Propoliszäpfchen und Scheidenovula erhalten Sie in der Stadtapotheke in Alpirsbach.)

Prostataentzündung

Eine Prostataentzündung ist meist schmerzhaft und wird mit Bienenerzeugnissen wie eine chronische Blasenentzündung behandelt. Für die Prostata ist vor allem das Drohnenhomogenat sehr hilfreich. Entweder sind Sie selbst Imker oder kennen einen Imker, der Sie damit versorgt. Sie können es auch als Kapseln oder gefriergetrocknetes Pulver kaufen.

Drohnenhomogenat verwende ich zusammen mit Propolis erfolgreich in der Behandlung von Prostatahypertrophie (vergrößerte Prostata) und bei hohen PSA-Werten.

Hauterkrankungen

Sensible, zu Ekzemen neigende Haut braucht gute Pflege von innen und von außen. Innerlich helfen Blütenpollen und Gelée Royale. Beide Bienenerzeugnisse unterstützen die Zellregeneration.

Honig, Gelée Royale und Bienenwachs sind beliebte Zusatzstoffe für natürliche Kosmetik und Hautpflege. In Workshops zeige ich Ihnen, wie Sie solche Pflegeerzeugnisse leicht selbst herstellen können (www.mediapis.net). Bienengift erfährt zurzeit viel Beachtung, weil es die Elastizität der Haut fördert und der Faltenbildung entgegenwirkt. Therapeutisch hat es auch eine Bedeutung bei der Behandlung von Akne.

Neurodermitis

Neurodermitis kann schon im Säuglingsalter auftreten. Wenn sich die Hauterkrankung nur an den Beugeseiten von Armen und Beinen zeigt, hat der oder die Betroffene Glück gehabt. Oft ist jedoch der ganze Körper betroffen.

Hautpflegemittel mit Propolis können die Krankheit deutlich lindern oder ganz zum Verschwinden bringen. Aus Erfahrung wissen wir, dass die Inhalation von Bienenstockluft die Behandlung unterstützt und sich in Einzelfällen sogar als alleinige Maßnahme bewährt hat.

Die Erklärung für diese Wirkung ist der Wechselbezug zwischen Haut und Lunge; beide Organe entstehen in der Embryonalentwicklung aus demselben Keimblatt.

Als Kräuter sind hilfreich: Ringelblume, Schafgarbe, Ruprechtskraut, Spitzwegerich und Ackerstiefmütterchen. Sie können als Tee getrunken oder für Umschläge, Waschungen und Bäder genutzt werden.

Pickel, Akne, unreine Haut

Pickel treten gerne während der Pubertät auf. Sie sind lästig und machen manchen jungen Menschen unglücklich. Deshalb ist es gut, wenn man wirksame Hilfe anbieten kann. Honig eignet sich mit seiner desinfizierenden Eigenschaft gut als Gesichtsmaske. Entweder alleine oder mit Heilerde.

Reinigende Maske

Eine Möglichkeit für saubere glatte Haut in jedem Alter ist eine Mischung aus Honig, Zitronensaft und einem guten Kochsalz (Ursalz, Himalaya- oder Totesmeersalz). Ein Eßlöffel Honig, zwei Eßlöffel Zitronensaft, ein Teelöffel Salz. Diese Mischung wird als Peeling benutzt. Das Gesicht damit betupfen und leicht einmassieren. 15 bis 30 Minuten einwirken lassen, anschließend mit warmem Wasser abwaschen, mit Papier oder Frotteetuch trocken tupfen und eine leichte Propolispflegecreme oder Gelée Royale-Creme auftragen.

Maske mit Heilerde bei Pickeln, Mitessern, Akne

Ein Esslöffel Heilerde mit etwas Wasser zu einem Brei anrühren und einen Teelöffel Honig darunter mengen. Diese Mischung mit den Fingern oder einem breiten Pinsel auf die betroffenen Stellen auftragen. Etwa eine halbe Stunde einwirken lassen, dann mit warmem Wasser abwaschen, mit Papier oder Frotteetuch trocken tupfen und eine leichte Propolispflegecreme oder Bienengift-Gesichtscreme auftragen.

Propolis und Bienengift sind sehr wirksam gegen Eitererreger.

Hautverletzungen

Schürfwunden, Sonnenbrand und leichte Brandwunden kann man schnell mit Honig und Propolispflegecreme beruhigen und zum Abheilen bringen.

Tiefere Wunden, besonders wenn sie sich infiziert haben und nicht genäht werden können, sollten durch Reinigung mit physiologischer Kochsalzlösung oder einem geeigneten Wundreinigungsmittel gesäubert werden. Honig als Wundauflage wirkt reinigend sowie antiseptisch und unterstützt die Bildung von neuen Zellen (Granulation). Bitte kein reines Propolis oder Propolistinktur in tiefe Wunden geben – mit Honig heilen die Wunden viel schöner ab, und es entsteht weniger Narbengewebe.

Sofern möglich, sollten klaffende Wunden genäht, geklammert oder geklebt werden. Besonders im Gesicht lohnt sich ein sauberer Wundschluss durch einen Facharzt.

Chronische schlecht heilende Wunden

Schlecht heilende Wunden haben immer eine Grunderkrankung als Ursache. Neben der Wunde muss auch diese Ursache behandelt und möglichst beseitigt werden. Venöse Ulzerationen haben oft eine Vorgeschichte mit Krampfadern, die verödet wurden. Der Blut- und Lymphrückfluss ist gestört, die Beine sind gestaut, die Wunde nässt.

Von Seiten der Apitherapie kann man hier mit einer speziellen Honigmassage an den Beinen, Honigwundauflagen sowie mit Kompressionsverbänden sehr gut helfen. Bei Ulzerationen, die durch eine arterielle Verschlusskrankheit entstanden sind, gilt es, so gut wie möglich die Durchblutung wieder herzustellen. Honiginjektionen durch einen Arzt oder Heilpraktiker können unter anderem dabei helfen.

Grundsätzlich gehört die Versorgung solcher Wunden in die Hände von erfahrenen Therapeuten, leider sind diese Mangelware.

Mit meinem Ausbildungsangebot will ich diesem Mangel entgegentreten. Das mediapis-Netzwerk Apitherapie bietet die Ausbildung zum mediapis-Therapeuten. Ebenso vermittelt das Netzwerk medizinischen Laien das nötige Wissen über den sicheren Umgang mit Propolis im Rahmen der Hausapotheke. In der Ausbildung zum mediapis-Berater lernen die Teilnehmer die Anwendung aller Bienenzeugnisse für die Hausmedizin kennen. (www.mediapis.net)

Feuer-Oxymel – natürliches Antibiotikum

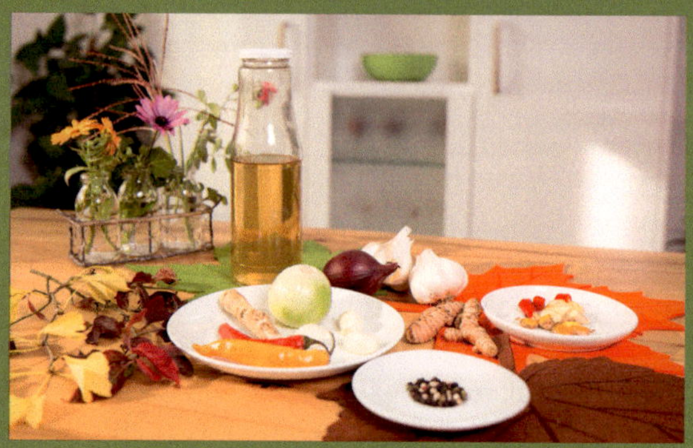

750 ml Apfelessig (Bio und naturtrüb), 25 g Knoblauch (geschält und gerieben), 70 g Zwiebeln (geschält und fein gewürfelt), 15 g frische, scharfe Chili, 25 g frischer Ingwer (gewaschen, gerieben), 15 g frischer Meerrettich (geschält, gerieben), 30 g frische Kurkumawurzeln (gewaschen), 6 Körner schwarzer Pfeffer (gemörsert), 2 bis 3 EL Blütenhonig

Alle Zutaten zusammen in einer Schüssel vermischen. Anschließend in ein Einmachglas oder in eine Flasche mit weiter Öffnung füllen. Der Essig soll die Zutaten gut bedecken. Rund zwei Wochen in kühler Umgebung lagern und täglich umrühren, zum Schluss abseihen. Die festen Teile im Sieb kann man mixen und in scharfen Soßen verwenden.

Einnahmeempfehlung: 2 bis 3 Esslöffel pro Tag, in akuten Fällen auch öfter. Die Aufbereitung schmeckt sehr gut als Salatdressing für Wintersalate wie Endivie, Feldsalat sowie für Rohkostsalate aus Wurzelgemüse.

Imker-Limonade

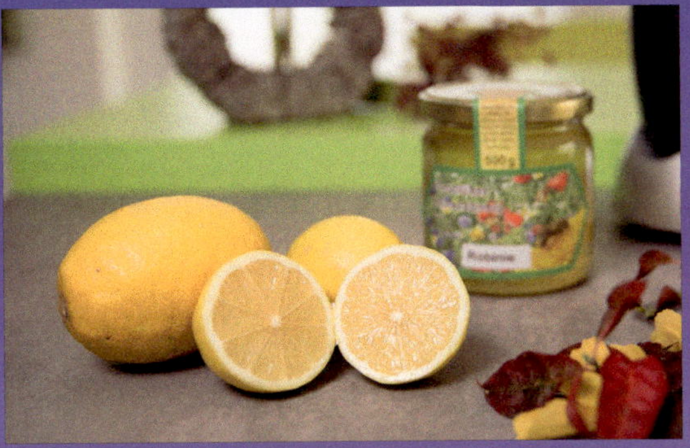

1 bis 2 Esslöffel Honig
1 l Wasser
Saft einer Zitrone

Umrühren, bis der Honig gelöst ist.

Diese „Limonade“, regelmäßig getrunken, kann erhöhte Harnsäurewerte reduzieren und allgemein der Übersäuerung im Stoffwechsel entgegenwirken. Übersäuerung ist nach meiner Erfahrung die Hauptursache für Schmerzen in Muskeln, Sehnen und Gelenken.

Oxymele mit Auszügen aus bitteren Kräutern eignen sich ebenfalls, um den Säure-Basen-Haushalt in Ordnung zu halten. (Das Wort Oxymel setzt sich zusammen aus Oxy für Säure und Mel für Honig.)

Gelenke, Sehnen und Bänder

Akute und chronische Gelenkschmerzen können verschiedene Ursachen haben. Egal wie wir das Problem nennen, es handelt sich dabei immer um schmerzhafte Prozesse, auch wenn die Ursachen verschieden sein können. Zu Beginn der Therapie sollte die Ursache festgestellt werden. Handelt es sich um eine Fehlhaltung, die durch Bewegungsübungen korrigiert werden kann, sind es die Folgen einer Verletzung, einer einseitigen Belastung, einer Mangelversorgung des Gewebes (z. B. Osteoporose) einer chronisch entzündlichen Erkrankung wie Rheuma oder einer Stoffwechselstörung (z. B. Gicht)?

Akute Entzündungen

Entzündete Muskeln und Gelenke zeichnen sich aus durch: Rötung, Schwellung, Hitze, scharfe, oft pochende Schmerzen und eingeschränkter Funktion. Bei solchen Symptomen ist Kühlung sehr wichtig. Ich empfehle eine Mischung aus Honig und Quark, zu gleichen Teilen vermengt, als Auflage auf entzündete, geschwollene und heiße Gelenke.

Für diese Maßnahme spielt es keine Rolle, ob die Ursache eine Sportverletzung oder ein Gichtanfall ist. Wichtig ist, dass der Umschlag erneuert wird, sobald er warm geworden ist, und der Quark zu trocknen beginnt. Das wird so lange wiederholt, bis die entzündete Stelle nicht mehr wärmer ist als die Haut drum herum.

Bei Verletzungen sollten die betroffenen Gliedmaßen zunächst ruhiggestellt werden. Wenn keine Fehlstellung sichtbar ist, muss nicht zwingend sofort geröntgt werden. Feine Risse im Knochen lassen sich einen Tag später oft besser diagnostizieren als gleich zu Beginn. Handelt es sich um Verletzungen der Sehnen und Bänder, entsteht meist eine starke Schwellung, bei der zunächst ohnehin nichts anderes möglich ist als Ruhigstellung, Kühlung und die Gabe von Schmerzmitteln.

Ein akuter Gichtanfall, der Vorzugsweise das Zehengrundgelenk betrifft, aber auch an anderen Gelenken auftreten kann, hat normalerweise einen hohen Harnsäurewert im Blut als Ursache. Honig-Quark-Umschläge können hier zwar lindern, werden das Problem jedoch nicht beseitigen. In solchen Fällen ist eine Ernährungsumstellung dringend anzuraten.

Wer das nicht will, wird auf Medikamente angewiesen sein, die jedoch wiederum ihre Nebenwirkungen haben und andere Störungen verursachen. Basische Bäder können ebenfalls bei der Behandlung von Gicht unterstützen.

Chronische Entzündungen

Bei Fehlbelastungen, degenerativen Prozessen (»Abnutzung«) und Rheuma kommt es zur chronischen Arthritis und infolgedessen zu Arthrose. Meist handelt es sich dabei um dumpfe, ziehende Schmerzen; zu Schwellung kann es ebenfalls kommen, muss es aber nicht. Bei einer chronischen Entzündung besteht keine Rötung und Hitze. Funktionseinschränkungen entstehen durch die Schmerzsymptomatik.

Als Behandlung ist in solchen Fällen meist Wärme angezeigt, z. B. in Form von wärmenden Salben und Umschlägen. Die Apitherapie kann hier mit Bienenwachswärmeauflagen und mit Propolis-Bienengiftsalben wirksame Hilfe leisten. Auch ein reiner Honigumschlag, der über Nacht angelegt wird, kann sehr hilfreich sein.

Ätherische Öle aus Arnika, Lavendel, Latschenkiefer, Rosmarin und Eukalyptus können dem Honig zugemischt werden und ergeben Synergieeffekte. Wie Sie selbst solche Wickel, Auflagen und Salben herstellen können, lernen Sie leicht in meinen Workshops und Seminaren oder bei den »Fachberaterinnen für Bienenerzeugnisse«.

Über diese Maßnahmen hinaus empfehle ich bei chronischen Gelenkbeschwerden die Einnahme von Nahrungsergänzungsmitteln. Diese sollten enthalten: Glucosamin, Chondroitin, Hyaluron sowie weitere Stoffe, die unser Körper braucht, um gesunde Knorpel, Gelenkschmiere sowie elastische Sehnen und Bänder zu bilden. Pflanzenextrakte aus Beinwell, Schachtelhalm und Hagebutte sind sehr hilfreich. Die Vitamine C und E spielen eine wichtige Rolle, ebenso die Mineralstoffe Calcium, Magnesium, Selen und Zink. Unter den Bienenerzeugnissen kann die Einnahme von Gelée Royale die Zellregeneration deutlich fördern. Bienenstiche oder Bienengiftinjektionen können bei der Behandlung von hartnäckigen Erkrankungen eine gute Unterstützung bieten. Die meisten Menschen sind dazu erst bereit, wenn alles andere nicht hilft und der Leidensdruck entsprechend groß ist. Eine sorgfältige Prüfung auf eine mögliche allergische Reaktion ist vor der Behandlung unerlässlich.

Rückenschmerzen

Rückenschmerzen sind in unserer Gesellschaft weit verbreitet. Ich habe gute Erfahrungen mit einer Kombination aus Honigmassage und Akupressurmassage mit Bienengiftsalbe gemacht. Wer nicht gerade zwei linke Hände hat, kann eine solche Behandlung für den Hausgebrauch in der Familie selbst lernen.

Neuraltherapie mit einer Mischung aus Honig und Procain oder Lithocain zeigt ebenfalls gute Erfolge. Alternativ kann auch am Rücken die Bienengiftinjektion angewendet werden. Eine solche Behandlung sollte allerdings den geschulten Apitherapeuten vorbehalten sein.

Tennis-/Golferellenbogen, Sehnenansatzreizungen

Akupressurmassagen mit Bienengiftsalbe können schnelle Linderung schaffen. Honig-Procain-Injektion durch einen Arzt oder Heilpraktiker ist eine weitere erfolgversprechende Behandlung für die oft sehr quälenden Schmerzen.

Fit mit den Bienen

Müsli-Taler

200 g Aprikosen (getrocknet), in kleine Würfel geschnitten
200 g Mandeln gemahlen
100 g Dinkel- oder andere Getreideflocken, feinblättrig
60 g Blütenpollen (getrocknet), gemahlen
4 g Rohpropolis, gemahlen
130 g Honig (die Menge kann je nach Konsistenz des Honigs abweichen)
Backoblaten

Aprikosen, Mandeln, Getreideflocken, Pollen und Propolis zusammen in eine Schüssel geben und gut vermengen. Dann nach und nach so viel Honig zufügen und einkneten, bis das Gemenge gut zusammenklebt und sich von der Schüssel löst. Aus dem Teig eine Rolle mit dem Durchmesser der Backoblaten formen und für mehrere Stunden oder über Nacht eingepackt in Frischhaltefolie oder ein Wachstuch durchziehen lassen. Dann etwa 1 cm dicke Scheiben schneiden und jeweils zwischen zwei Backoblaten legen. Bis zum Verzehr luftdicht verschlossen aufbewahren.

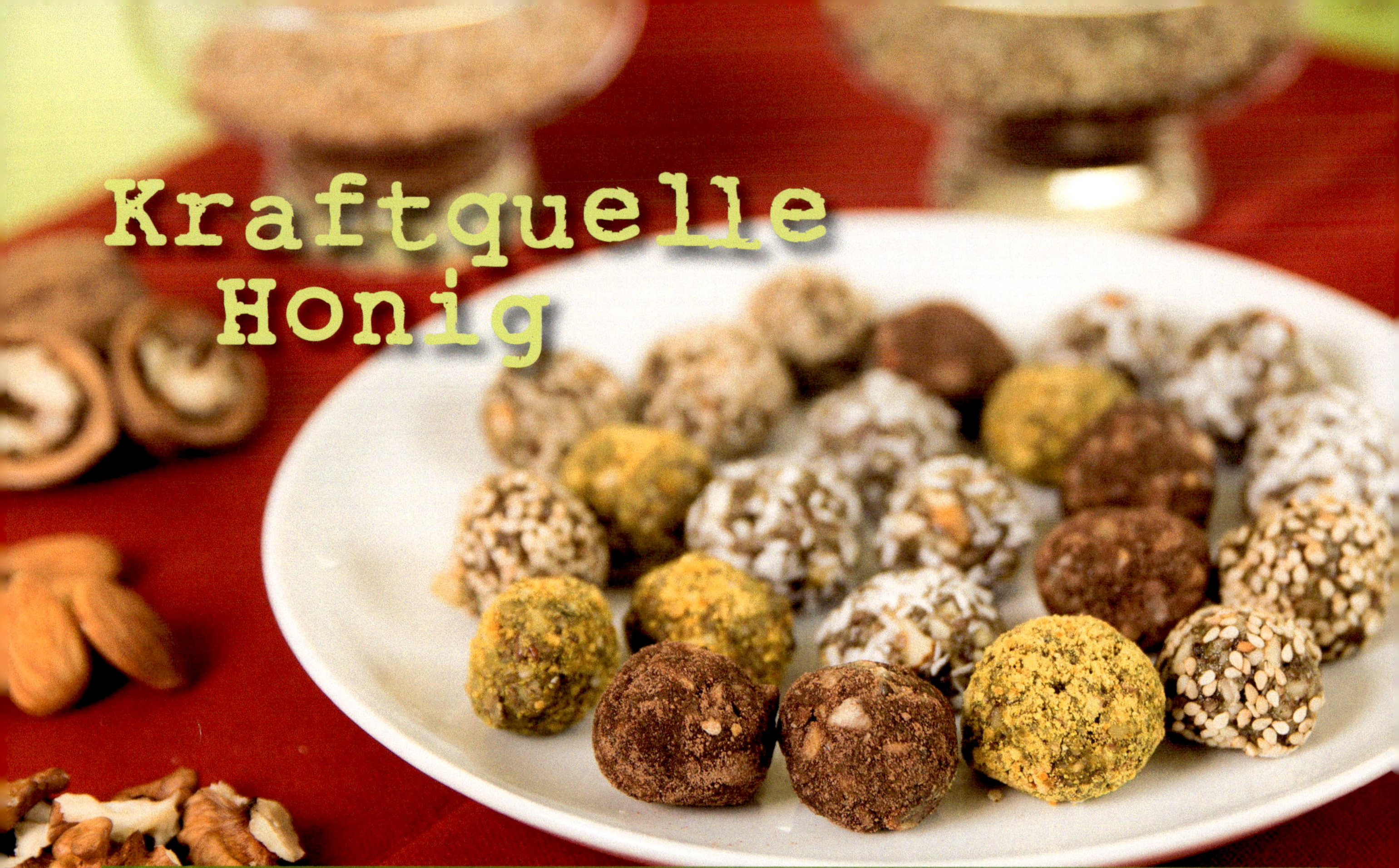

Kraftquelle Honig

Kraftkugeln

100 g Hanfkörner, gemahlen

50 g Sesam, gemahlen

50 g Leinsamen, gemahlen

50 g Walnüsse, klein gehackt

50 g Mandeln, klein gehackt

100 g Honig (die Menge kann je nach Konsistenz des Honigs abweichen)

Alle trockenen Zutaten gut vermengen, anschließend mit Honig zu einer festen Masse verkneten und zu Kugeln mit 1,5 bis 2 cm Durchmesser formen. Diese Kugeln können beliebig, z. B. in Sesamkörnern, gemahlenen Mandeln, Kokosflocken, gemahlenen Pollen oder Kakao gerollt werden.

Auf diese Weise lassen sich leckere und gesunde Naschereien herstellen. Zusammen mit Obst sind sie eine hochwertige Pausenverpflegung im Kindergarten, in der Schule und am Arbeitsplatz.

Glossar

Apitherapie

(von lat. apis = Biene und griech. therapeia = dienen, Kranke pflegen) umfasst die medizinische Verwendung aller Bienenprodukte:
Honig (Wundbehandlung, Wickel und Auflagen, Massagen, Injektion und Inhalation); **Propolis** (Tinktur, Lösungen, Pulver, Kapseln; ist auch Bestandteil in zahlreichen Rezepturen für Augentropfen, Nasenspray, Inhalate, Salben, Zäpfchen); **Pollen und Bienenbrot/Perga** (Nahrungsergänzungsmittel zur Substitution von Vitalstoffdefiziten); **Bienenwachs** (Wickel und Auflagen, Ohrenkerzen, Bestandteil von Salben); **Bienengift** (Salben, Injektionen, Apisinum Globuli); **Geleé Royale** und **Drohnenhomogenat** (Nahrungsergänzungsmittel zur Substitution von Vitalstoffdefiziten, Unterstützung für die Zellregeneration); **Bienenstockluft** (Inhalation der im Bienenstock befindlichen Luft, die von den Bienen mit einem Bouquet von Aromastoffen angereichert ist); **Bienen** (Extrakte aus ganzen Bienen oder Teile von Bienen und daraus hergestellte homöopathische Mittel, zum Beispiel Apis-mellifera-Tinkturen und -Globuli).

Biestmilch

wird die erste Milch genannt, die in den Milchdrüsen von Säugetierweibchen gleich nach der Geburt gebildet wird. Diese Milch ist sehr reich an Schutz und Vitalstoffen für das Neugeborene. Die lateinische Bezeichnung ist Colostrum. Eine vergleichbare Funktion hat Gelée Royale.

Drohnenlarven/Apilarnil

(Drohnenlarvenextrakt, Drohnenhomogenat): Drohnen sind die männlichen Bienen, sie sind größer und dicker als die Arbeiterinnen, das Gleiche gilt für die Larven. Für viele Imker sind die Drohnen hauptsächlich nutzlose Fresser. Drohnen werden gerne aus dem Bienenstock genommen und vernichtet, weil man glaubt, die Varroamilbe dadurch bekämpfen zu können, die sich gerne in den Drohnenzellen aufhält. Manche Imker verfüttern diese Larven an Vögel oder Hühner. Ein rumänischer Imker hat herausgefunden, welche Vitalkraft in den Drohnenlarven steckt, als er sie an Entenküken verfüttert hat. Dann hat er begonnen, diese Larven selbst zu essen und festgestellt, dass er damit seine Manneskraft deutlich verbessern konnte. Aus dieser Erfahrung hat er Apilarnil entwickelt.

Apilarnil ist ursprünglich der Produktname für Kapseln die gefriergetrocknete Drohnenlarven enthalten. Inzwischen wird es von verschiedenen Anbietern unter dieser Bezeichnung in den Handel gebracht. Drohnenlarvenextrakt oder Drohnenhomogenat ist die Bezeichnung für zerdrückte Drohnen (das ergibt eine gelbliche Soße), die tiefgefroren werden müssen, weil sie sonst sehr schnell verderben.

Entdeckelungswachs

Der in den Wabenzellen eingelagerte, fertige Honig wird mit einem dünnen Wachsdeckel abgedeckt. Um den Honig schleudern zu können, muss der Imker die Honigwaben entdeckeln. Das dabei anfallende Wachs wird als Entdeckelungswachs bezeichnet. Wenn sich Imker im Frühjahr ein erfolgreiches Honigjahr wünschen, sagen sie: »Ich wünsche dir viel Entdeckelungswachs!«

Honigtau

Der mit Hilfe von Blattläusen gewonnene Pflanzensaft.

Nektar

Der im Blütenkelch gebildet Saft, der den Bienen quasi als Lock- und Tauschmittel für die Pollenübertragung und damit für die Befruchtung angeboten wird.

Perga/Bienenbrot

sind zwei Begriffe für fermentierte Blütenpollen. Die Bienen müssen die Blütenpollen haltbar machen, weil er sonst sehr schnell schimmelt. Sie tun es, indem sie ihn mit organischen Säuren fermentieren.

Pollenhöschen und Pollen

Pollen ist quasi das Sperma der Pflanzen. Er wird auch Blütenstaub genannt, weil es sich dabei um mikroskopisch kleine mehlige Körnchen handelt. Samenbildende Pflanzen brauchen Pollen für die Befruchtung. Bienen sammeln diesen Pollen, weil er unter anderem viel Eiweiß und Spurennährstoffe enthält.

Pollen können sie nicht einfach wie Nektar im Körper transportieren. Damit die feinen Körnchen unterwegs nicht wegfliegen, kleben sie die Pollen mit etwas Nektar zusammen und packen sie an die Hinterbeine, die anatomisch günstig dafür geformt sind. Der Imker bezeichnet die so voll bepackten Beinchen als »Pollenhöschen«.

Propolis

auch Stopfwachs, Bienenharz, Bienenleim, Bienenkittharz, Kittharz oder Kittwachs genannt, ist eine von Bienen gesammelte und bearbeitete harzartige Masse mit antibiotischer, antiviraler und antimykotischer Wirkung. Propolis ist ein Gemisch aus vielen unterschiedlichen Stoffen, deren Zusammensetzung allerdings stark variieren kann.

Schwesternmilch

nennt der Bienenforscher Wolfgang Tautz den Futtersaft für die frisch geschlüpften Larven im Bienenstock, weil dieser Saft nicht von der Mutter (der Königin) gebildet wird, sondern von den Schwestern der Larven. Dieser Futtersaft hat ganz ähnliche Wirkstoffe wie die Biestmilch und hat auch die gleiche Funktion.

Siebröhrensaft/Honigtau

Pflanzensaft, der von Läusen aus Blättern, Nadeln und Stängeln gesaugt wird und durch die Siebröhren am Körper der Läuse ausgeschieden wird. Diesen Saft nennt der Imker Honigtau. Die Bienen sammeln diesen Saft und verarbeiten ihn zu Honig.

Tracht

Das gesamte Angebot an Nektar und Pollen von Blüten sowie Honigtau, den die Bienen in den heimischen Bienenstock eintragen. Dort wird er zu Honig umgearbeitet. Der nicht von den Bienen selbst verbrauchte Honig kann durch die Imkerei geerntet werden.

Weiselfuttersaft

Dieser Futtersaft, meist als Gelée Royale bezeichnet, wird wie die Schwesternmilch von sehr jungen Bienen gebildet und der Königin (Weisel) ihr ganzes Leben lang gefüttert. Es ist sehr reich an Schutz- und Vitalstoffen und hat eine stark zellregenerierende Wirkung.

Bezugsquellen

Bienenerzeugnisse

Api-Zentrum Ruhr
Westerkampstraße 9, D-44581 Castrop-Rauxel
Tel. +49 (0) 2367 181 252
Fax +49 (0) 2367 181 97 42
info@api-zentrum-ruhr.de, www.api-zentrum-ruhr.de
DE-ÖKO-006. Apidrohn® (= Apilarnil), Bio-Propolis grün und braun, Gelée Royale, Pollen und Perga, Jatai-Honig, steriler (medizinischer) Wundhonig und Wundauflagen, Bienengiftsalben, Ausrüstung für die Bienenstichtherapie, Bio-Bienenprodukte als Rohstoffe (Kapseln und Pulver), Schulungen und Seminare

Apopharm GmbH
Daimlerstr. 6, D-67454 Haßloch
Tel. +49 (0) 6324 92 68 370
Fax +49 (0) 6324 92 68 371
info@apinatur.de, www.apinatur.de
Bienenprodukte: Propolis, Blütenpollen, Gelée Royale, Bienenwachs; Honigkosmetik, Honigsüßwaren, Honigliköre, Met, Honigspezialitäten, Tropfflaschen, Salbendosen, Lippenstifthüllen

BIOBEE
Im Eichpark 5, CH-9543 Eichberg/SG
Tel./Fax +41 (0) 71 72 20 245
info@biobee.eu, www.biobee.eu
Bestellung über www.well2day.eu/shop
Nahrungsmittelergänzungen, Speziallebensmittel, Medizin- und Pflegeprodukte aus Propolis (Kapseln, Tinktur, alkoholfreie Propolislösung für sensitive Personen, Mund- und Nasenspray, Ohrentropfen); Gelée Royale (100 Prozent pur und naturrein, Kapseln, Trinkampullen in verschiedenen Variationen); Pollen und Perga; biozertifiziert

well2day UG (haftungsberschränkt)
Ravenspurger Str. 6, D-86150 Augsburg
Tel. +49 (0) 821 52 13 80 57
service@well2day.eu, www.well2day.eu
well2day ist ein Wissens- und Produktportal für hochwertige, naturbasierte Speziallebensmittel, Nahrungsergänzungsmittel, Medizinprodukte und Kosmetika auf Basis von Bienenprodukten.

Cum Natura GmbH
Am Froschbächle 17, D-77815 Bühl
Tel. +49 (0) 7223 95115 0
Fax +49 (0) 7223 95115 15
info@imkergut.de, www.imkergut.de
Propolis: Tinktur, Lösung, Salbe naturel, Balsam sportiv; Gelée Royale: Zauber Trunk, Trinkampullen, Api Mix; Blütenpollen und Perga (Bienenbrot); Körperpflege: Propolis-Shampoo, Honig-Dusch-Balm, Honig-Body Lotion, Propolis-Handcreme, Gesichtscreme, Lippenpflege; Getränke: Met, Liköre, Honigbier, Honig-Gin, (h)eißkaltes Imkerfrüchtchen; Süßes: Bonbons, Honigbärchen, Honigwaffeln

Schloßwald-Bienengut GmbH & Co. KG
Kaffeebergstraße 38, D-74420 Oberrot
Tel. +49 (0) 711 65 50 180
Fax +49 (0) 711 65 50 181
info@schlosswald-bienengut.de
www.schlosswald-bienengut.de
Exklusive Bienenkosmetik mit besonders hohen Wirkstoffanteilen: Die ECHTE Bienengift-Salbe API-REGENT®; Anti-Aging Serum Royal mit Bienengift; Gelée Royale-Cremes, Propolis-Produkte u.v.m.

Stadt-Apotheke Alpirsbach
Marktstraße 8, D-72275 Alpirsbach
Tel. +49 (0) 7444 36 66
Fax +49 (0) 7444 43 20
mail@stadt-apotheke-alpirsbach.de
www.stadt-apotheke-alpirsbach.de
Propolis: verschiedene Aufbereitungen und eigene Rezepturen, für Augen, Nase, Ohren und Bronchien, Zäpfchen und Salben; Bienengiftsalben (individuelle Rezepturen sind auf Rezept möglich)

Bienenstockluft

ApiAir Hans Musch
Rösenenweg 2, D-88416 Ochsenhausen
Tel. +49 (0) 7352 39 75
info@apiair-musch.de, www.apiair-musch.de
ApiAir-Geräte zur Bienenstockluftinhalation und Wellness mit Bienenstockluft

APIPRO Natura Jürgen Schmiedgen
Hauptstraße 13, 09474 Crottendorf-Walthersdorf
Tel. +49 (0) 3733 67 78 20
Fax +49 (0) 3733 67 78 15
info@beecurasystem.de, www.beecurasystem.de
Beecura: Gerätesystem zur Nutzung der Bienenstockluft in der Apitherapie, medizinische Geräte zur Bienenstocklufttherapie und Bienenstockluftbehandlung, Bienenprodukte

Rosemarie Bort
Gartenbühlstraße 33, D-74613 Öhringen
Tel. +49 (0) 7948 94 19 30
info@mediapis.net, www.mediapis.net
Mel Vitale: kuratives und vorbeugendes Nahrungsergänzungsmittel mit Honig, Blütenpollen, Propolis, Gelée Royale und Lecithin

Wilfried Aichhorn-Bayhurst
Am Burgunderweg 6, D-79379 Müllheim-Britzingen
Tel. +49 (0) 7631 74 82 00
Wilfried@aichhorn.de
Propolisverdampfer und Propolisprodukte, Zahntechnisches Allergielabor, gut sitzende totale Zahnprothesen

Imkereibedarf und Bienenerzeugnisse

Dehner Bienen – Bienenwohnungen aus Hohenlohe
Jägergasse 12, D-74572 Blaufelden-Billingsbach
Tel. +49 (0) 7952 50 01
Fax +49 (0) 7952 92 62 36
shop@dehner-bienen.de, www.dehner-imkereibedarf.de
Imkereibedarf: Magazinbeuten, Geräte für Honiggewinnung und Aufbereitung, Pollenfallen, Propolisgitter, Utensilien für Königinnenzucht, Wachsschmelzer etc.; Wachsumarbeitung; Honig; Blütenpollen (aus eigener Erzeugung, Region Hohenlohe); Bienenprodukte für die Gesundheit und Kosmetik (von verschiedenen Herstellern)

Carl Fritz Imkertechnik GmbH & Co. KG
Immenweg 1, D-97638 Mellrichstadt
Tel. +49 (0) 9776 8115 0
info@carl-fritz.de, www.carl-fritz.de
Imkereibedarf: Honigschleudern, Wachsschmelzer, Honigrührer, Lagerbehälter, Entdeckelungsmaschinen, Abfüllbehälter, Arbeitsgeräte; Bienenprodukte für die Gesundheit und Kosmetik (von versch. Herstellern)

Pollenvereinigung Allgäu-Bodensee-Oberschwaben e.V.
Roland Frisch
Epplingser Halde 23, D-88239 Wangen im Allgäu
www.pollenvereinigung.de
Blütenpollen aus Oberschwaben; Pollenfallen

Vereine und Organisationen

Apitherapie Oberschwaben e.V.
Hans Musch
Rösenenweg 2, D-88416 Ochsenhausen
Tel. +49 (0) 7352 39 75
www.apitherapie-oberschwaben.de
Verein zur Förderung und Verbreitung des Wissens über die heilkundliche Wirkung der Bienenerzeugnisse

Netzwerk
Fachberaterinnen für Bienenprodukte e.V.
Nicole Franke
Netzwerkkoordinatorin der Fachberaterinnen für Bienenprodukte
Tel. +49 (0) 7021 22 52
Email: nilafrano1@web.de
www.nesd-bw.de/netzwerke/bienenprodukte
Die Fachberaterinnen für Bienenprodukte möchten Verbraucherinnen und Verbraucher über die Bedeutung der heimischen Honigbiene und die vielfältigen Anwendungsmöglichkeiten ihrer Produkte informieren. Die Frauen bieten Vorträge und Workshops zu diesem Themengebiet an. Ausbildungsseminare sind geplant und sollen ab Mitte 2020 angeboten werden.

Mediapis® – Netzwerk Apitherapie
Rosemarie Bort
Gartenbühlstraße 33, D-74613 Öhringen
Tel. +49 (0) 7948 94 19 30
info@mediapis.net, www.mediapis.net
Aus- und Weiterbildung zum Thema Apitherapie für:
- Therapeuten
- hausmedizinische Anwendung
- Produktschulung für Imker

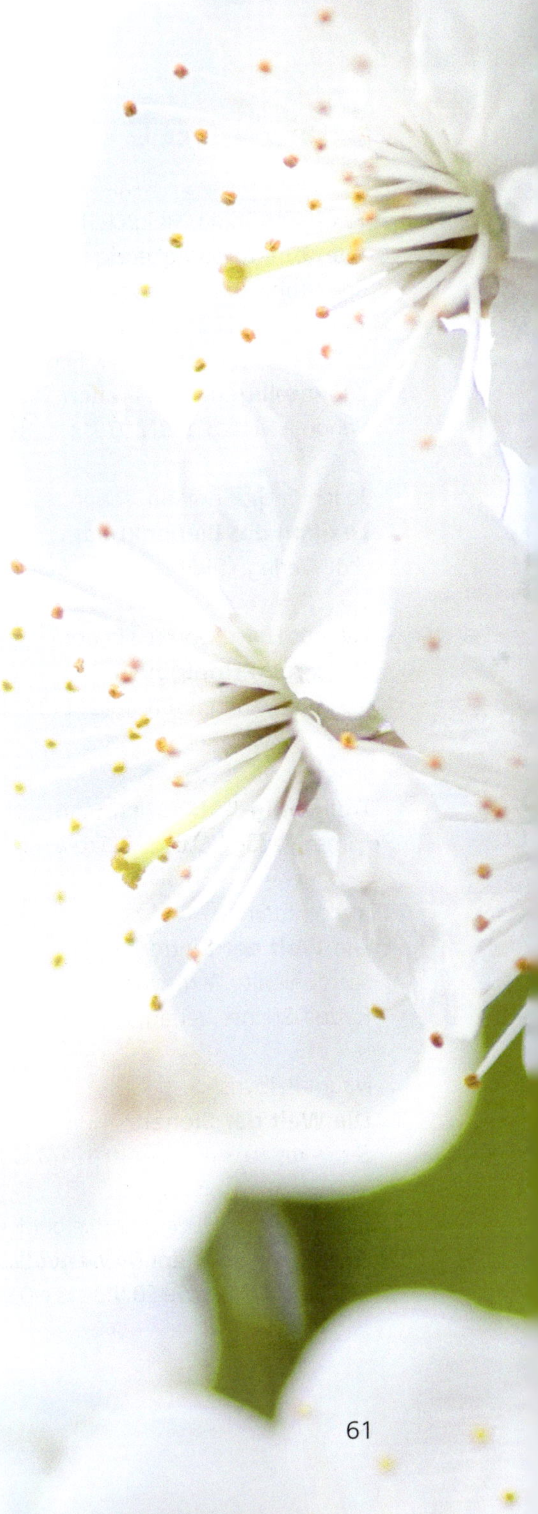

Literatur

Wolfgang Tautz, Helga R. Heilmann
Phänomen Honigbiene
Spektrum Akad. Verlag, ISBN 978-3-827-41845-6

Randolf Menzel, Matthias Eckoldt
Die Intelligenz der Bienen
Penguin Verlag, ISBN 978-3-328-10436-0

Joachim Nitschmann, Johannes Otto Hüsing
Lexikon der Bienenkunde
Tosa-Verlag, ISBN 3-85492-616-2

Helmut Horn, Cord Lüllmann
Das große Honigbuch
Kosmos-Verlag, ISBN 13-978-3440-10838-3

Josef Lipp
Der Honig
Ulmer-Verlag, ISBN 3-8001-7417-0

Rudolf Steiner
Die Welt der Bienen
Ausgewählte Texte von Martin Detti
Rudolf Steiner Verlag, ISBN 3-7274-5384-7

Naum P. Joyrish
Die Welt der Bienen
Econ-Verlag, ISBN 3-430-15147-3

Edmund Herold, Gerhard Leibold
Heilwerte aus dem Bienenvolk
Ehrenwirth-Verlag, ISBN 3-431-03162-5

Dr. Pavlina Poschinkova
Apitherapie
Ehrenwirth-Verlag, ISBN 3-431-04010-1

Nailya Khismantullina
Praktische Apitherapie
Eigenverlag

Dirk Rohwedder, Prof. Dr. Bent H. Havsten
Propolis
BTV Taschenbuchverlag

Armin Spürgin
Bienenwachs
Ulmer-Verlag, ISBN 3-8001-5788-4

H. F. Linkens, R.G. Stanly
Pollen
URS Freund Verlag, ISBN 3-924733-00-7

Mathias Oldhaver
Gelée Royale
Eubiotika Verlag, ISBN 978-3-944592-06-0

Gregor Pivec
Filip Terč, Anfänger der modernen Apitherapie
ISBN 978-961-6897-26-6

Gabriela Nedoma
Das große Buch vom Oxymel
Aesculus Verlag, ISBN 978-396443511-8

Vita

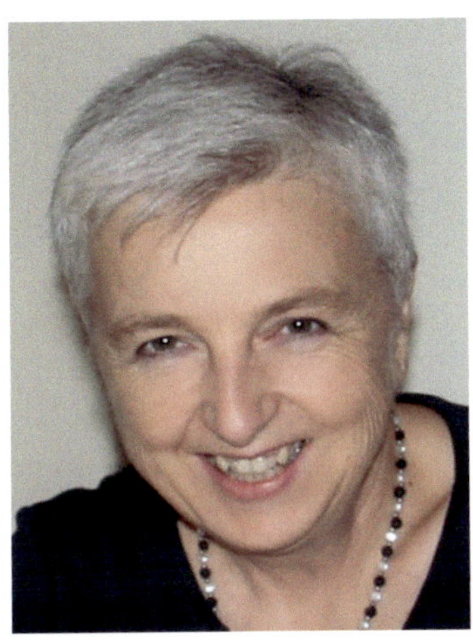

Als Krankenschwester habe ich 15 Jahre lang in verschiedenen Abteilungen im Krankenhaus Berufserfahrung gesammelt. Bevor ich mich zur Selbstständigkeit entschlossen habe, leitete ich eine internistische Wachstation mit 32 Betten. Schwerpunkt waren Patienten mit Herz-, Kreislauf- und Lungenerkrankungen.

Seit 2002 befasse ich mich mit der heilkundlichen Anwendung von Bienenerzeugnissen, genannt Apitherapie. Ihre Vielseitigkeit macht es möglich, ein breites Spektrum von Erkrankungen damit positiv zu beeinflussen und gesunde, harmonische Körperfunktionen zu unterstützen.

Die hervorragenden Ergebnisse bei der Behandlung mit Bienenerzeugnissen, die ich an mir selbst und bei meinen Patienten erlebe, haben dazu geführt, dass ich dieses Wissen in Vorträgen, Workshops und Seminaren weitergebe.

Seit 2003 halte ich selbst Bienen und bin immer wieder aufs Neue fasziniert von diesen Wesen, die so viel Gutes für uns Menschen tun. Deshalb setze ich mich sehr dafür ein, dass die Bienen geschützt werden und Umweltbedingungen erhalten bleiben oder geschaffen werden, welche die Bienen fördern.

2010 erschien im Kosmosverlag mein erstes Sachbuch mit dem Titel »Honig, Pollen, Propolis«. Darin erfahren Sie vieles über die Bienen, umfangreiche Informationen zur Gewinnung von Bienenerzeugnissen und die heilkundliche Anwendung für die häusliche Gesundheits- und Krankenpflege. Das Buch können Sie unter anderem auch in meinem Shop erwerben.

Ich freue mich, dass genau zehn Jahre später ein weiteres Buch erscheint, das sich der Heilkraft der Bienen widmet und dieses überaus nützliche Insekt auf wunderbare Weise ins Bild setzt.